Erfahrungen mit den Fünf »Tibetern«

W0321565

Die Verfasser und Herausgeber dieses Buches sind keine Mediziner und können insofern auch keinen ärztlichen Rat geben. Die mitgeteilten Gedanken, Methoden und Anregungen bieten keinesfalls Ersatz für das beratende Gespräch mit Personen, die zur Ausübung von Heilberufen zugelassen sind. Jede Leserin, jeder Leser soll auch weiterhin für das eigene Tun bzw. Lassen selbst verantwortlich sein. Eine Haftung für etwaige Personen-, Sach- oder Vermögensschäden ist insofern ausgeschlossen.

*

Der Integral Verlag und die Herausgeber danken der »Tibeter«-Gemeinde für Kritik und Anerkennung, Fragen und Anregungen, Mit-teilen und Weiterreichen der eigenen Entdeckungen und Erfahrungen – kurz: für den lebhaften Energie-Austausch.

Stellvertretend für so viele seien hier eine Reihe Personen genannt, deren Kommunikation uns besonders berührt hat:
Bodo Baginski, Michael Barnett, Iris Bechmann, Christa Bender, Dr. Gerolf Bender, Karl Heinz Böhm, Frank Buchheister, Thomas Classen, Rita Erken, Dr. Siegmar Gerken, Brigitte Gillessen, Brigitte Grieshammer, Chris Griscom, Birgit Grundies, Monnica Hackl, Rolf Herkert, Angelika Hoefler, Inka Jochum, Wolfgang Jünemann, Paula Kaufmann, Anne Arunima Kubina, Jutta Kipper, Monika Krug, Johann Landes, Carlos L. Liebetruth, Jürgen Lipp, Harry R. Lynn, Maruschi Magyarosy, Penny McLean, Ludwika Müller, Wolfgang Müller, Margo Anand Naslednikov, Magdalena Neubauer, Dr. Birgit Petrick-Sedlmeier, Luise Rinser, Monika Ritter, Barbara Rütting, Frank M. Schenker, Mushin J. Schilling, Prof. Dr. Lothar J. Seiwert, Barbara Simonsohn, Barbara Szepan, Werner Weinberg, Stuart Wilde, Christa Wolf, Dieter Zembsch.

Der Dank gilt insofern allen Multiplikatoren, den Himalaya-„Clubs“, all denen, die uns schreiben und geschrieben haben und allen Autorinnen und Autoren der Beiträge und Kommentare in diesem Buch.
Er gilt weiter allen Mitwirkenden bei Redaktion, Herstellung und Verbreitung der »Tibeter«-Bücher und -Cassetten.
Ohne sie und all die Ungenannten, die sich auf den Weg der Selbstentfaltung durch das Aktivieren der schlummernden Energie eingelassen haben (und von da aus weiter gehen, wie es ihnen gefällt...), wären die Fünf »Tibeter« nicht das, was sie geworden sind – und weiter werden.

Mögen die aufgezeigten Möglichkeiten auch dieses zweiten Bandes Sie, uns alle, dem eigenen Lebensziel wieder ein schönes Stück näher bringen!

Erfahrungen mit den Fünf »Tibetern«®

Neue Einblicke in das alte Geheimnis

Herausgegeben von
Wolfgang und Brigitte Gillessen

Geleitwort von Manfred Miethe

INTEGRAL

11. Auflage, 76.–79. Tausend, Januar 1997
Copyright © 1991 by Integral Verlag
Das Werk einschließlich aller seiner Teile ist urheberrechtlich geschützt. Name und Begriff *Die Fünf »Tibeter«* sind darüber hinaus auch wettbewerbsrechtlich geschützt.
Alle deutschsprachigen Rechte beim Scherz Verlag, Bern, München, Wien, für den Integral Verlag.
Alle Rechte der Verbreitung, auch durch Funk, Fernsehen, fotomechanische Wiedergabe, Tonträger jeder Art und auszugsweisen Nachdruck, sind vorbehalten.
Energie-Mandala S. 5: Magdalena Neubauer, Wessobrunn
Fotos S. 19–27: Franz Kimmel, München
Einbandgestaltung: Zembsch' Werkstatt, München
unter Verwendung des *Fünf »Tibeter«*-Titelfotos
von Helga Belohlawek, München

ISBN 3-502-25399-4

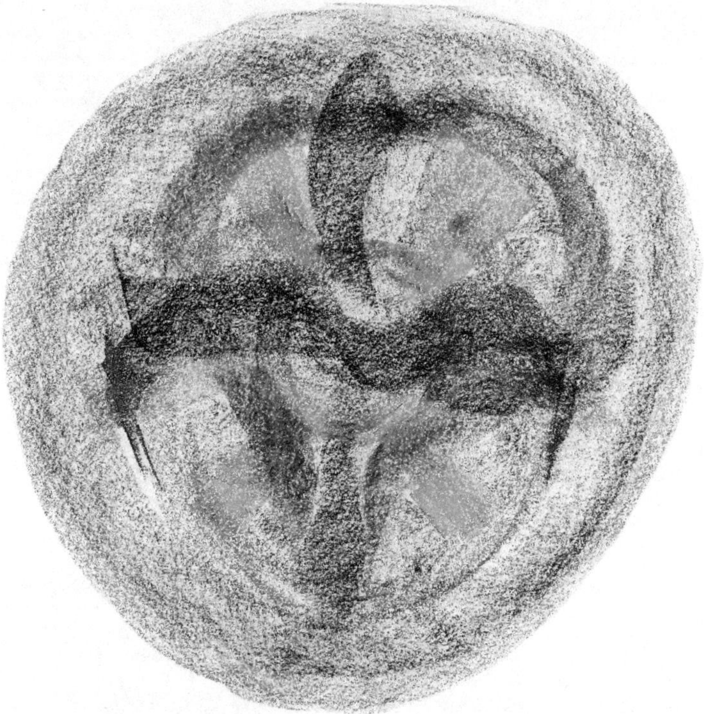

„Das Buch, Die Fünf »Tibeter«, wurde mir summarisch übersetzt.
Die körperlichen Übungen bereiten den Menschen für die geistigen Übungen vor.
Wenn man diese Stufe der Freude erreicht hat, dann kann der Körper jünger und beweglicher werden."

Lama Gesche, Abt des tibetischen Klosters in Rikon, Schweiz,
in der Fernsehsendung „10 vor 10", gesendet am 12. 3. 1992.

INHALT

Geleitwort

von *Manfred Miethe*

Die deutsche Seele liebt es, Berge zu versetzen. Aber etwas anderes liebt sie noch viel mehr, nämlich zu streiten. Und so ist auch um die Fünf »Tibeter« ein heftiger Streit entbrannt; ein Streit darüber, ob diese Übungen nun wirklich verjüngen oder ob das reine Einbildung sei; ob Colonel Bradford jene geheimnisvollen Riten nun wirklich bei leibhaftigen Mönchen im Himalaya gelernt hat oder ob Peter Kelder sie sich inspiriert durch das Shangri-La von James Hilton nur ausgedacht hat; ob die Ausführung der Übungen nun gut oder schädlich sei.

Die deutsche Seele lechzt nach Eindeutigkeit, nach letzter Wahrheit und nach unumstößlichen Tatsachen. So eindeutig ist das Leben aber nicht. Denn das, was heute der letzte Schrei ist, verstaubt schon morgen in der Rumpelkammer der Geschichte, und das, dessen man sich jetzt so sicher ist, wird später nachsichtig als jugendlicher Übermut belächelt oder empört als Verleumdung abgestritten.

Die Suche nach der Wahrheit ist schön, wenn sie von Liebe getragen wird, wenn sie mit Offenheit, Toleranz und Verständnis einhergeht. Denn alle Menschen erklettern ja den Berg der Wahrheit, aber dieser hat eben unendlich viele verschiedene Pfade, die alle zum selben Ziel, dem Gipfel der Erkenntnis, führen. Jeder Pfad hat nun aber eine andere Aussicht, und daher können die Menschen nur das verstehen, was sie von ihrem jeweiligen Standort aus sehen können.

Während wir aber weiterklettern, ändert sich die Aussicht ständig. Nur wenn wir den Gipfel des Berges erklommen haben und rundum schauen können, werden wir auch die ganze Wahrheit verstehen können. Aber wer von uns ist schon auf dem Gipfel angekommen? Schon morgen wird unsere Wahrheit wieder anders aussehen, denn ständig wachsen und verändern wir uns.
So soll auch dieses Buch verstanden sein, als Anregung, zu klettern und zu wachsen, mit dem Leben zu experimentieren, statt es in starre Schablonen pressen zu wollen. Denn das Leben und inneres Wachstum lassen sich ebensowenig einfangen wie fließendes Wasser. Einmal am Fließen gehindert und in einem Eimer gefangen, wird es abgestanden und verfault langsam.
Daher kommen in diesem Nachfolgeband auch die verschiedensten Stimmen zu Wort: Überglücklich bejahende und kritisch zweifelnde, ernsthafte und verspielte, seit langem bekannte und bisher unbekannte. Was aber letztendlich die Quelle aller wunderbaren Veränderungen sein mag, ob sie denn nun unabhängig vom Ausübenden in den Übungen selbst lebt oder ob diese nur wie ein Placebo etwas hervorbringen, das in uns allen schlummert, das kann auch dieses Buch nicht beantworten. Und vielleicht kann es darauf auch letztendlich keine Antwort geben. Denn es gibt so viele verschiedene Wege, die Wahrheit zu sehen und sie zu benennen, wie es Menschen gibt. Einige finden die Wahrheit und ihren Weg im Zeitlupentempo des T'ai-chi-chuan oder in der Konzentration des Yoga, für andere ist es die Stille der Zen-Meditation oder die Verbundenheit eines innigen Gebets. Manche betreiben Waldlauf oder Skifahren, viele üben sich jetzt in den Fünf »Tibetern«. Jeder Mensch hat einen eigenen Weg. Nicht besser und nicht schlechter als andere, eben passend. Die Fünf »Tibeter« werden auch weiterhin ihren Weg in die Herzen derjenigen Menschen finden, denen sie auf ihrem Weg weiterhelfen können.

1
Faszination und praktisches Üben

von *Birgit Petrick-Sedlmeier*

Seit meiner ersten Begegnung mit den Fünf »Tibetern« Ende 1989 – ihre Kenntnis verdanke ich einer Yogaschülerin – habe ich mich gefragt, was wohl die Faszination dieser Übungsserie ausmacht, die inzwischen ja nicht nur ein Geheimtip unter „Insidern" ist, sondern ihren Siegeszug über den Tisch neben der Kasse im Buchhandel in viele deutsche Wohnzimmer angetreten hat, d.h. auch von vielen Leuten geübt wird, die „Fernöstliches" im allgemeinen schnell als Spinnerei abtun. Welches Geheimnis wohnt diesen »Tibetern« inne? Ich denke, es ist ganz schlicht das Geheimnis des regelmäßigen Übens. Warum aber, so schließt sich gleich die nächste Frage an, fällt es den meisten Menschen offenbar leichter, die »Tibeter« regelmäßig zu üben als etwa eine Folge von in ihrer Wirkung vergleichbaren Yogahaltungen? In der Geschichte, in der uns die Fünf »Tibeter« vorgestellt werden, wird dem regelmäßig Übenden etwas verheißen: das Gelobte Land der ewigen Jugend. Eine solche Verheißung trifft im Kern die Sehnsüchte einer Gesellschaft, in der zwar jeder alt werden möchte, aber keiner alt sein will. Erinnern wir uns, daß Colonel Bradford in der Geschichte der Fünf »Tibeter« mehrere Voraussetzungen für die Bildung einer – seiner – Übungsgruppe nannte. Eine davon lautete, die Teilnehmer sollten über fünfzig Jahre alt sein – also in einem Alter, wo der Abbau schon sichtbar und für den Betroffenen spürbar eingesetzt hat. So entstammt denn auch „mein" spektakulärster „Fall" nicht zufällig dieser Altersgruppe. Das Paar, von dem ich berichten will, ist etwa so alt wie der legendäre Colonel Bradford. Es handelt sich um die Eltern meiner Freundin Henriette, beide Ende 70. Henriette lehrte ihre Eltern die Fünf »Tibeter«, so wie sie sie von mir gelernt hatte. Einige Monate später kamen die beiden zu Besuch. Unmittelbar nach ihrer Ankunft nahm die Mutter die Tochter beiseite und bat sie, doch mal mit dem Vater zu reden: Er scheine sich Sorgen zu machen, daß er mit den »Tibetern« nicht weiterkomme und bei 15 stehenbleibe. Henriette nutzte einen Spaziergang mit dem Vater, um ihn beiläufig noch einmal mit der Pädagogik der »Tibeter« vertraut zu machen, und schloß damit, daß es nicht von Bedeutung sei, 21 zu „schaffen". Darauf der Vater – nicht ohne Stolz: Er sei schon ganz nahe dran, bei 19, aber da die Mutter nur 13 schaffe, tue er ihr gegenüber immer so, als sei er erst bei 15, damit sie nicht entmutigt werde. Inzwischen sind beide bei 21 und genießen sehr bewußt ihren Zuwachs an Kraft, Vitalität und Ausdauer. Beide staunen immer wieder, daß sich der Atem auch bei fortschreitender Frequenz fast gar nicht beschleunigt und daß sie kaum mehr ins Schwitzen kommen. Henriettes Eltern können also beglückt die Früchte ihres regelmäßigen, disziplinierten Übens ernten.

Aus ihrer Lerngeschichte erschließt sich ein weiterer Aspekt der Faszination der Fünf »Tibeter«: Es ist der Leistungsgedanke, der Teil unseres Gesellschaftssystems ist und von dem sich der Mensch in der westlichen Industriegesellschaft herausfordern und anspornen läßt. Nicht den Weg zum Ziel hat er dabei im Auge, sondern ausschließlich das Ziel – die magischen 21! Die müssen doch zu schaffen sein! Hat man sie denn geschafft – oder ein selbst gesetztes „Etappenziel" –, ist man zufrieden mit der eigenen Leistung, und die »Tibeter« sind sozusagen „abgehakt". Das ist ein dritter Aspekt der Faszination: In den fünf Übungen hat der auf Effizienz bedachte Mensch ein überschaubares, den sportlichen Ehrgeiz forderndes Übungsprogramm. Gewohnt, sich in Konkurrenz zum Mitmenschen zu erleben und zu behaupten, schielt er argwöhnisch zum Nach-

barn und vergleicht seine Leistung – ein neuer Ansporn für die magischen 21!
Bei meinen Yogaschülerinnen ist nicht eindeutig feststellbar, ob der bei manchen beobachtete Kraft- und Vitalitätszuwachs dem Üben der »Tibeter« oder anderer Yogahaltungen zuzurechnen ist. Die beobachteten positiven Wirkungen sind zahlreich und an anderer Stelle bereits beschrieben worden. Jede der Übungen – bis auf das Drehen – gehört übrigens auch in das Repertoire des klassischen Hatha-Yoga, mit dem einzigen Unterschied, daß sie dort meist statisch geübt werden, also längere Zeit gehalten werden. Die dynamische Version, so wie sie in den »Tibetern« geübt wird, praktiziere ich in einer besonderen Form des Hatha-Yoga, dem „Yoga der Energie", der seine Wurzeln in Tibet hat.
Wie alles Üben braucht auch die Serie der Fünf »Tibeter« von Zeit zu Zeit die Kontrolle durch eine/n erfahrene/n Pädagogen/in. Wenn Sie die Adresse eines Yogalehrers/einer Yogalehrerin an Ihrem Wohnort suchen, können Sie sich an den Berufsverband Deutscher Yogalehrer* wenden.
Denn auch eine auf den ersten Blick so „erfolgreiche" Serie birgt Gefahren für den Übenden, *wenn er nicht mit ihr richtig umzugehen weiß*. An erster Stelle sind hier Schilddrüsenprobleme zu nennen sowie Schwächen (Lordosen) im Nacken- und Lendenwirbelbereich, die verstärkt werden, wenn unphysiologisch bzw. nicht richtig geübt wird. Was heißt „richtig" in diesem Zusammenhang? Es heißt vor allem *angemessener Umgang mit sich selbst, das aufmerksame Beobachten des eigenen Übens, die Kenntnis der eigenen Möglichkeiten*. Da all dies sich dem Übenden erst allmählich im Laufe seiner Übungspraxis erschließt, ist es von großem Nutzen, wenn das dem Übenden an die Hand gegebene schriftliche Material mit größtmöglicher Präzision und ausreichender Ausführlichkeit die Übungsabfolge beschreibt, und wenn nötig auch mehrere

---

* Geschäftsstelle BDY
Riemenschneiderstr. 4
8702 Erlabrunn/Würzburg

Alternativen zur Differenzierung anbietet, damit die Struktur einer Übung auch wirklich am eigenen Leibe erfahren werden kann.
Was bedeutet nun die Forderung nach stärkerer Konkretisierung, Präzisierung und Differenzierung für die einzelnen Übungen der »Tibeter«?

Erster »Tibeter«
Weniger das Drehen selbst, also die eigentliche Übung, sondern das Beenden der Übung ist nach meiner Erfahrung ein Problem und bedarf deshalb einer Hinführung, z.B. folgendermaßen:
Will man das Drehen beenden, bleibt man mit leicht geöffneten Füßen stehen und bringt dabei die Handflächen vor dem Körper (in Brustbeinhöhe) zueinander und schaut auf die Daumen. Dies hilft dabei, wieder ins Gleichgewicht zu kommen.

Zweiter »Tibeter«
Der häufigste Fehler in dieser Übung ist das Heben der Beine und zugleich des *unteren Rückens*. Das aber schwächt den Rücken. Es ist also darauf zu achten, daß d*er ganze Rücken am Boden* bleibt und nur die Beine gehoben werden. Hilfreich ist es, wenn der Impuls dazu von den Fersen ausgeht, daß man also die Fersen wegschiebt, die Zehen bewegen sich dabei Richtung Schienbein. Diese Ausgangsstellung aktiviert die Strecker der Beine. Eine weitere Hilfe für das Heben der Beine sind die Hände. Wenn man sie *unter das* Gesäß legt, fällt es leichter, die Beine vom Boden in die Senkrechte zu bringen. *Wer unter einem starken Hohlkreuz (Lordose) leidet, sollte unbedingt die Füße zuerst aufstellen und von da aus die Beine heben. In diesem Fall sollte man die Beine auch keinesfalls gestreckt ablegen, sondern wieder erst die Füße am Boden aufstellen, bevor man sie dann abrutschen läßt.*

Dritter »Tibeter«

Im Kniestand müssen die Zehen aufgestellt werden; die Abbildung zeigt dies zwar, aber viele Übende achten darauf nicht und geraten so noch stärker in die Gefahr, die Rückbeuge aus dem Lendenbereich heraus auszuführen – bei den meisten ohnehin die schwächste und am meisten gefährdete Partie – und nicht aus dem Brustwirbelbereich. Das Anspannen der Gesäßmuskeln wirkt hierbei einer Schwächung der Lendenwirbelsäule entgegen.

Ich empfehle eine andere Handhaltung als die in P. Kelders Buch auf S. 37 gezeigte: Um das Abknicken ins Hohlkreuz zu vermeiden, stützt man die Hände rechts und links am Bekkenkamm ab, die Fingerspitzen zeigen nach unten. Diese Position bereitet besser auf die Rückbeuge vor, da sich die Schulterblätter jetzt bereits einander nähern und sich damit der Brustbereich öffnet.

Nach meiner Erfahrung bereitet diese Übung besondere Schwierigkeiten wegen des ständigen Vor- und Rückbeugens der Nackenwirbelsäule – ebenfalls ein Bereich, der zu schmerzhafter Lordose neigt. Unbedingt ist deshalb darauf zu achten, daß vor dem Senken des Kopfes nach vorn der Nacken in der Aufrichtung gedehnt wird. Dann erst – unter Führung des Kinns – den Kopf ein wenig senken, um ihn dann – ebenfalls unter Führung des Kinns – sehr behutsam mit in die Rückbeuge hineinzunehmen.(Um den für Sie angemessenen Neigungsgrad des Kopfes nach hinten herauszufinden, machen Sie folgenden Test: Legen Sie eine Hand in den Nacken, und neigen Sie den Kopf nach hinten. Wenn Sie jetzt die Hand wegziehen, sollten Sie Ihren Kopf nicht weiter nach hinten sinken lassen).

Vierter »Tibeter«

Ausgangspunkt für den vierten »Tibeter« muß die Aufrichtung und Dehnung der Wirbelsäule sein. Dazu dienen die aufgestellten Hände, mit denen man sich wirklich abstützen sollte, um vollkommen aufgerichtet zu sitzen. *Auch hier muß das*

Senken des Kopfes über die vorherige Dehnung des Nackens erfolgen. Um zu vermeiden, daß sich die Beine beugen bzw. gebeugt herangezogen werden, bevor man den Rumpf gehoben hat, muß die Hebebewegung des Rumpfes vom Becken bzw. vom unteren Rücken ausgehen – das heißt, man schiebt das Becken nach vorn Richtung der Füße. Im Ausatmen setzt man sich dann wieder zwischen die Hände und richtet die Wirbelsäule auf.

Fünfter »Tibeter«

Den fünften »Tibeter« beginnt man am besten aus der Bauchlage, um den passenden Abstand zwischen Händen und Füßen zu haben. Man stellt die Hände am Brustkorb auf, die Zehen sind aufgestellt, und stemmt sich mit Hilfe der Arme aus der Kraft des Rückens in die Ausatem-Stellung. *Dabei sind die Gesäßmuskeln angespannt, um einer Schwächung der Lendenwirbelsäule entgegenzuwirken.* Beim Einatmen hebt man das Gesäß und kommt in die Position „umgedrehtes V", in dem man das Gesäß nach oben und gleichzeitig nach hinten bewegt. Das erzeugt die gewünschte Dehnung im Lendenbereich.
Die Übung sollte unbedingt *barfuß auf völlig rutschfestem Untergrund* praktiziert werden (möglichst auf einem Holz- oder Steinfußboden). Übt man nämlich auf einem Teppich, hat der Körper soviel damit zu tun, in der Balance zu bleiben, daß die Kraft für längeres Üben schnell und an falscher Stelle verbraucht ist.*

*

* HINWEIS: Dieser Beitrag wurde leicht gekürzt in die erweiterte Neuausgabe 1991 von Peter Kelder: *Die Fünf »Tibeter«* übernommen.

Die sanfte Qualität der Energie-Riten entdecken:
Bei den Geburtsvorbereitungen arbeite ich gerne mit den »Tibeter«-Kassetten, die Musik ist wunderschön und sehr entspannend. Die Affirmationen helfen den Frauen Vertrauen zu schöpfen und sich tief in den Körper hinein zu entspannen.
Ich empfehle meinen schwangeren Frauen, die Übungen so weit zu praktizieren, wie die Freude sie führt.
Die Affirmationen sind gute Anregungen zum positiven Denken und sehr unterstützend für den Lernprozeß, „liebevoll mit sich selbst umzugehen".
Es liegt mir sehr am Herzen, darauf hinzuweisen, daß die „Riten" mit keinen Zwängen belegt werden, und daß die Perfektion nicht an die erste Stelle rückt. Ich glaube, es ist heilsam, wenn Lust und Freude das Maß der Übungen bestimmen. Es gibt zuviel Übungsfanatismus. Wir westlichen Menschen haben schnell ein gestörtes Verhältnis zum Tun-Müssen oder Leistung-erbringen-Müssen, und es ist erschütternd, wie sehr unsere christlich-masochistische Erziehung immer noch in unseren Leib hineinwirkt.
Ich übe regelmäßig mit Freunden, und es entsteht dabei große Heiterkeit. Ich bin überzeugt, daß liebevolles und sanftes Umgehen beim Üben uns das Lachen und die Güte ins Herz bringt. Ich wünsche mir Bewegung und Offenheit in unserer „aufregenden" Zeit.

Dorothe Heidorn, Hebamme
Geburtshaus in den Blumengärten, Gießen

Ich fände es nicht gut, wenn die Übungen der Fünf »Tibeter« jetzt verwissenschaftlicht würden und eine kopfmäßige Beschäftigung mit den einzelnen Übungsschritten einsetzte. Es gibt zu viele Menschen, die gerade auf Präzision und Genauigkeit der Übungen fixiert sind. Aber aktive Körperlichkeit hat sehr viel mehr mit Freude und nicht mit Zwang zu tun. Das Motto lautet: Was brauche ich jetzt. Es ist deshalb ganz wichtig, offen zu sein für das, was ist.

Hannelore Knöpfler, Lebensberaterin
Königstein/Ts.

2
Die Fünf »Tibeter« für uns alle
Auch das Gute darf verbessert werden

von *Inka Jochum*

Ein gesunder Mensch kann die Fünf »Tibeter« schon nach einer kurzen Zeit ohne Schwierigkeiten ausführen und sich des Energiegewinns ungetrübt erfreuen. Aber auf wie viele Menschen trifft das heute noch zu, fragte sich Inka Jochum, Leiterin des Gesundheitszentrums Schwabing, angesichts der weiten Verbreitung von zivilisationsbedingter Haltungsschwäche, Haltungsschäden, Fehlatmung u.ä. Inka Jochum bringt ihre Erfahrungen aus zwanzig Jahren Yoga-Praxis und Gymnastikschule sowie aus einem intensiven Austausch mit Ärzten und tibetischen Freunden in ihre eigene, streng nach orthopädisch/heilgymnastischen Kriterien überarbeitete Version der Fünf »Tibeter« mit ein. Die ausdrückliche Berücksichtigung unserer Lebensbedingungen schafft die Voraussetzung dafür, daß wirklich alle, die diese Übungen machen wollen, sie nach der hier vorgestellten Anleitung mit großem Nutzen für sich selbst ausführen können.

1. Übung

Sie stehen aufrecht, die Füße parallel und hüftbreit auseinander. Die Knie sind leicht gebeugt. Ihre Aufmerksamkeit richtet sich auf einen Punkt (eine Energiezone) etwa drei bis vier Finger breit unterhalb des Nabels. Sie stehen gelöst und entspannt, aber aufrecht im Lot; dabei lassen Sie sich von der Vorstellung leiten, daß Sie sich neun Meter tief in die Erde verwurzeln. Mit der Einatmung breiten Sie die Arme wie zwei

Flügel aus, während Sie mit allen fünf Fingern weit in den Raum hineinspüren.

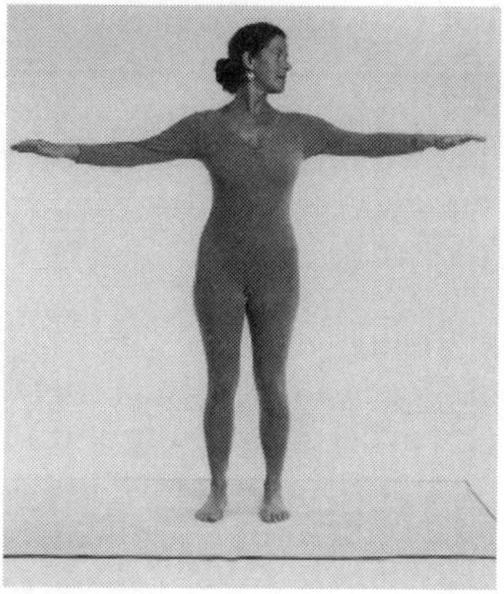

Nun beginnen Sie sich langsam um die eigene Körperachse zu drehen, werden nach Belieben schneller und richten dabei den Blick auf eine bestimmte Stelle in Augenhöhe.

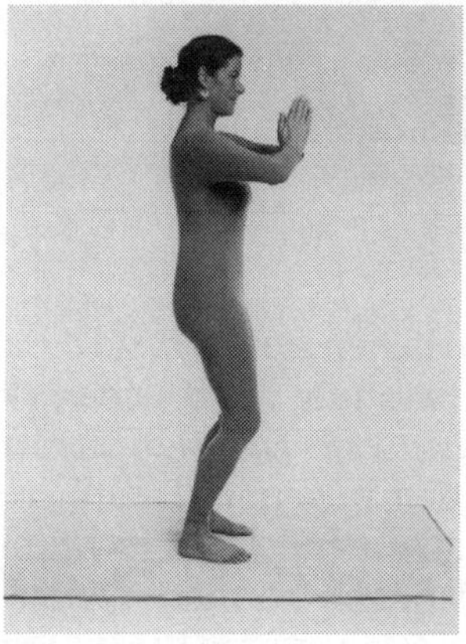

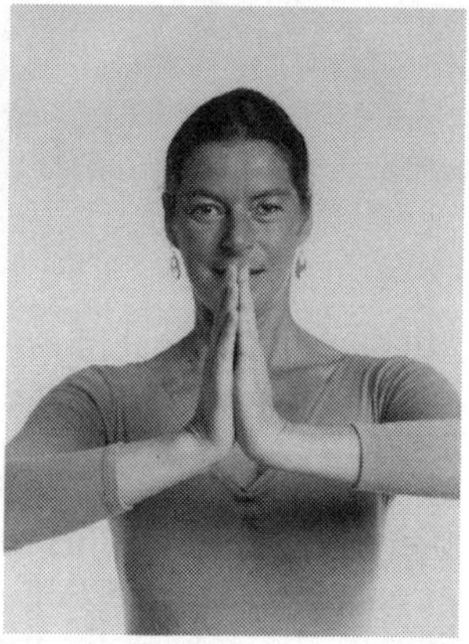

Anschließend falten Sie die Hände in Brusthöhe, und mit leicht gebeugten Knien fixieren Sie einen Punkt auf der Wand in Augenhöhe. Bringen Sie sich nun wieder ins Gleichgewicht, indem Sie die Aufmerksamkeit auf die Atmung und den Punkt in der Körpermitte, drei bis vier Finger breit unterhalb des Nabels richten. Während des Drehens können Schwindel und Übelkeit auftreten. Das ist beabsichtigt, denn nur durch diese Grenzerfahrung kann die Sicherheit erlebbar gemacht werden, daß wir uns selbst durch die Atmung und innere Sammlung auf die Körpermitte wieder in die Balance zurückbringen können!*

2. Übung

Sie liegen auf dem Rücken. Die Aufmerksamkeit befindet sich erneut bei der Atmung und auf dem Punkt in der Körpermitte, drei bis vier Finger breit unterhalb des Nabels (dort dem Atem nachspüren).

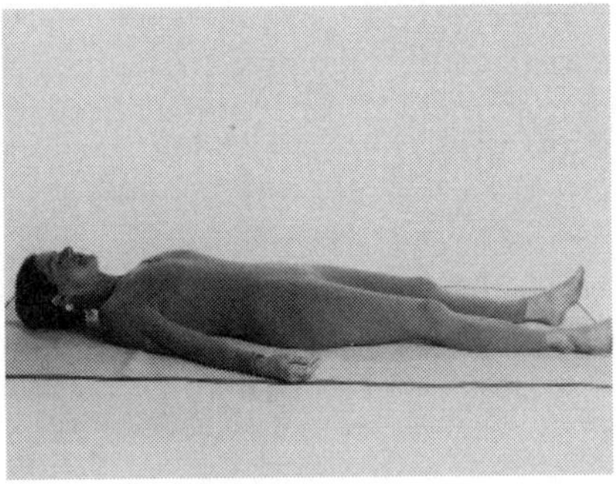

Mit dem nächsten Einatmen heben Sie Kopf und die angewinkelten Knie gleichzeitig in Richtung des Bauches. *[Vorteil/Erleichterung: Dadurch kommt es zu einer Entlastung der Muskulatur im Lendenwirbelbereich.]* Mit dem folgenden Einatmen strecken Sie beide Beine – hüftbreit auseinander – in Richtung auf die Zimmerdecke. Ihre Füße sind im rechten Winkel zu den Beinen, die Kniekehlen und Fersen werden kräftig gestreckt. In

* Im Qi Gong wird die Aufmerksamkeit noch auf zwei weitere Aspekte gelenkt: Die Linksdrehung bewirkt eine Kräftigung des Herzens, die Rechtsdrehung bewirkt eine Kräftigung der Leber. Experimentieren Sie also mit beiden Drehrichtungen, und spüren Sie in sich hinein.

dieser Position verharren Sie für drei bis vier Atemzüge. Mit der Ausatmung senken Sie zuerst langsam die Unterschenkel. *[Vorteil/Erleichterung: Entlastung der Muskulatur im Lendenwirbelbereich].* Anschließend senken Sie wiederum langsam gleichzeitig Kopf und Oberschenkel auf den Boden.

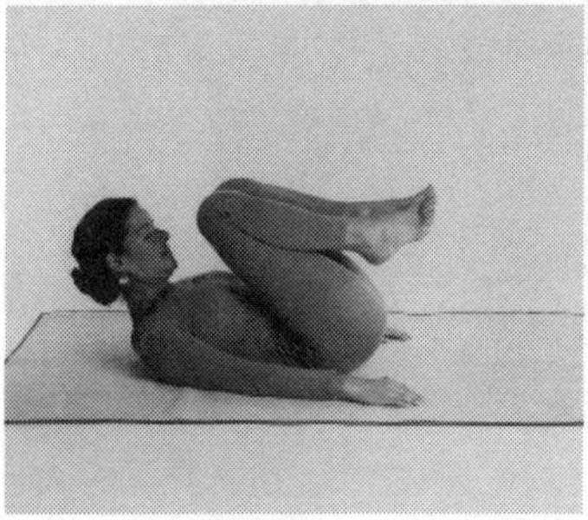

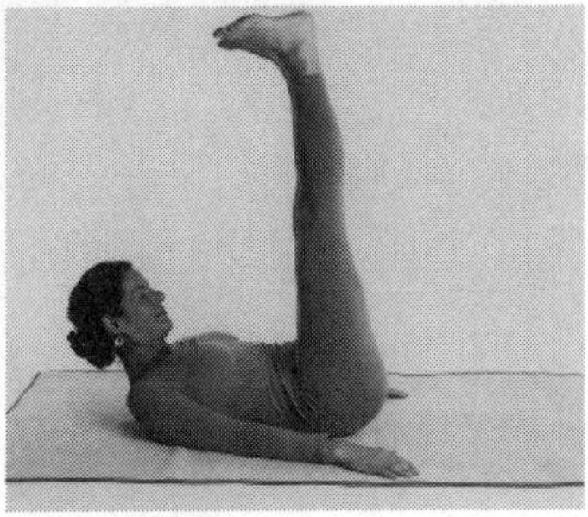

In der Pause den Atem drei bis viermal kommen und gehen lassen. Mit dem Einatmen können Sie die Übung von vorne beginnen.
Wichtig: Achten Sie bei allen Übungen auf die Synchronizität von Atmung und Bewegung, also auf die Gleichzeitigkeit des Bewegungsbeginns und der Atmung (niemals den Atem anhalten). Atemansatz ist gleich Bewegungsansatz! Bei Übungsanfängern sollte die Pause mindestens so lang sein wie die Übung selbst.

3. Übung
Knien Sie nieder, beide Beine parallel und hüftbreit auseinander.

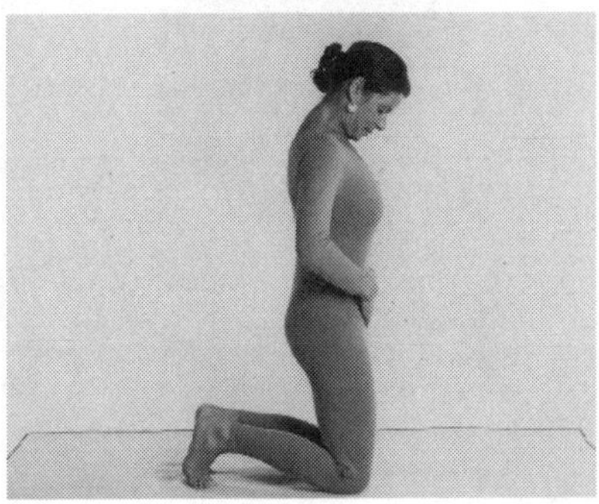

Ihre Zehen sind aufgestellt und die Füße befinden sich rechtwinklig zum Boden. Die Hände liegen auf dem Unterbauch.

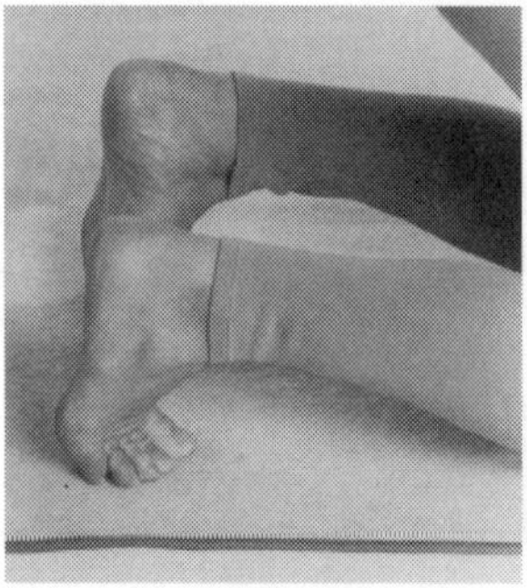

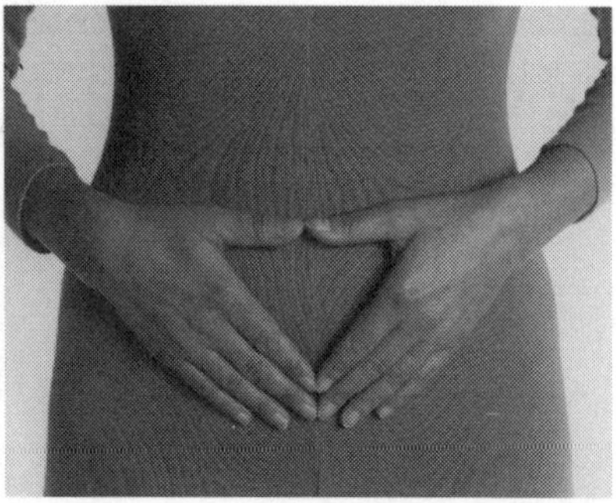

Seien Sie ganz aufrecht im Lot, und nehmen Sie das Kinn an die Brust, damit die Halsmuskulatur gedehnt wird. Achtung: Vermeiden Sie ein Hohlkreuz! In dieser Position drei bis vier Atemzüge bleiben. *[Vorteil/Erleichterung: Erfühlen und Kennenlernen des eigenen Atems.]* Mit dem nächsten Einatmen führen Sie die Hände in einer Kreisbewegung über den Kopf nach hinten und stützen sich mit den Armen am Oberschenkelhals unterhalb des Gesäßes ab, lehnen sich in einem Bogen nach hinten.

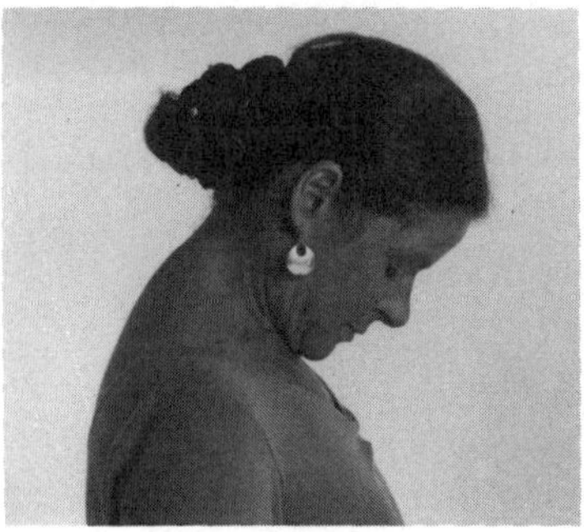

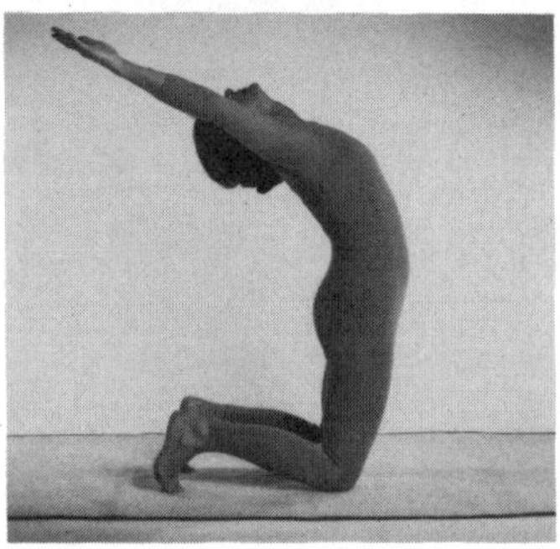

Die Schultern hängen locker herab, und Sie lassen den Atem frei fließen. Den Kopf dabei langsam nach hinten sinken lassen, den Unterkiefer lockern und den Mund leicht öffnen. Verharren Sie wieder drei bis vier Atemzüge in dieser Haltung.

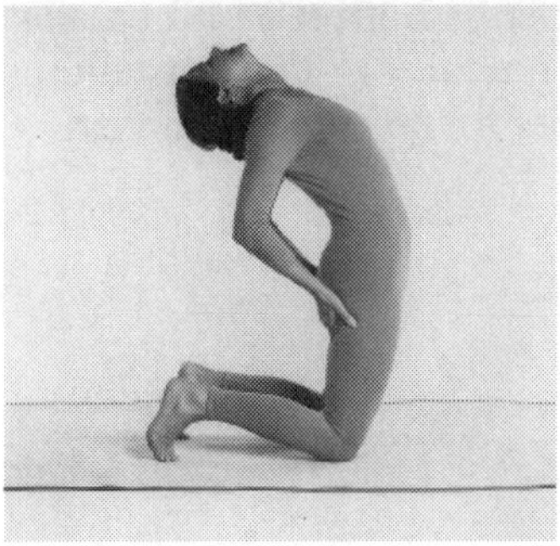

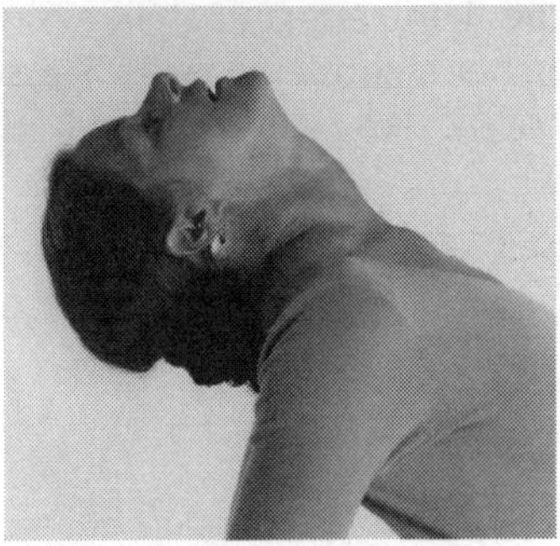

Anschließende Ausgleichübung: Embryo-Stellung. Lassen Sie dabei das Gesäß auf den Fersen, die Stirn auf dem Boden und die Arme und Schultern gelöst neben den Beinen ruhen. Handinnenflächen weisen nach oben. Bei Übungsanfängern sollte die Zeit für die Embryohaltung der Zeit für die vorangegangene Übung entsprechen.

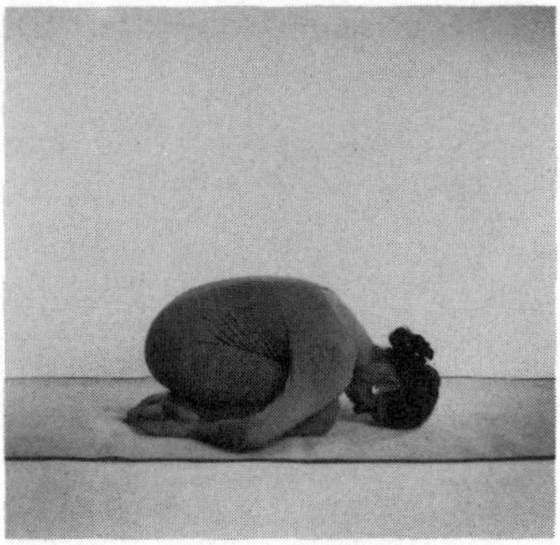

4. Übung

Setzen Sie sich hin, die Arme gestreckt neben dem Gesäß abstützen, gelöste Hand- und Fingerhaltung, die Finger sind leicht geöffnet. Bringen Sie wieder das Kinn an die Brust, damit die Muskulatur der Halswirbelsäule gedehnt wird. Ziehen Sie die Beine an, und stellen Sie die Füße hüftbreit und parallel nebeneinander. Lassen Sie sich erneut von der Vorstellung leiten, daß Sie sich neun Meter tief in die Erde verwurzeln.

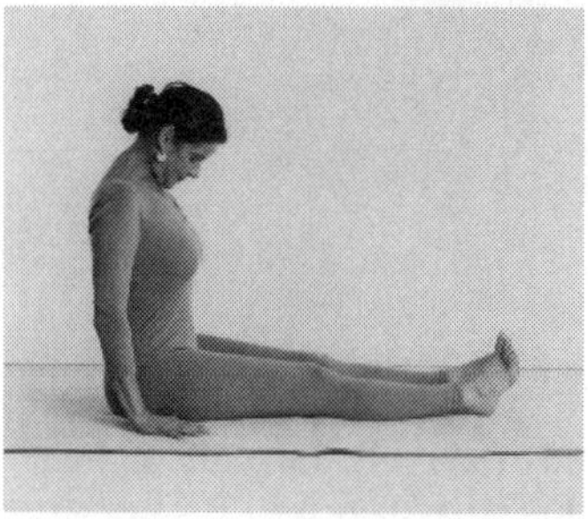

Mit dem nächsten Einatmen langsam das Becken anheben, Brustraum, Schulterbereich und Leisten öffnen und den Kopf langsam nach hinten sinken lassen. Ihr Unterkiefer ist locker und gelöst. Bleiben Sie drei bis vier Atemzüge in dieser Haltung.

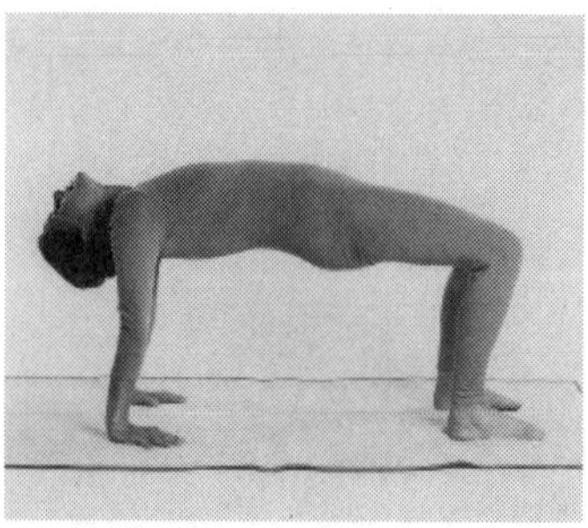

Kommen Sie anschließend in die Ausgangsstellung zurück. Zum Ausgleich lassen Sie abschließend den Oberkörper nach vorn über die aufgestellten Beine hängen. *[Vorteil/Erleichterung: Dehnung der Lendenwirbel-Muskulatur.]*

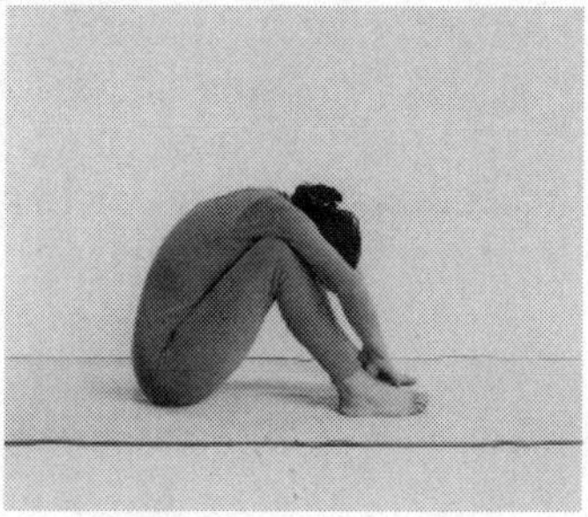

5. Übung

Legen Sie sich auf den Bauch. Ihre Hände liegen in Brusthöhe flach auf dem Boden. Ziehen Sie erneut das Kinn zum Brustbein, wodurch die Muskulatur der Halswirbelsäule gedehnt wird. Ihre Stirn berührt den Boden. *[Vorteil/Erleichterung: Dehnung der Halswirbelsäulen-Muskulatur.]* Bringen Sie die Beine in eine leichte Grätsche und stellen Ihre Zehen auf, damit sich die Füße im rechten Winkel zu den Beinen befinden.

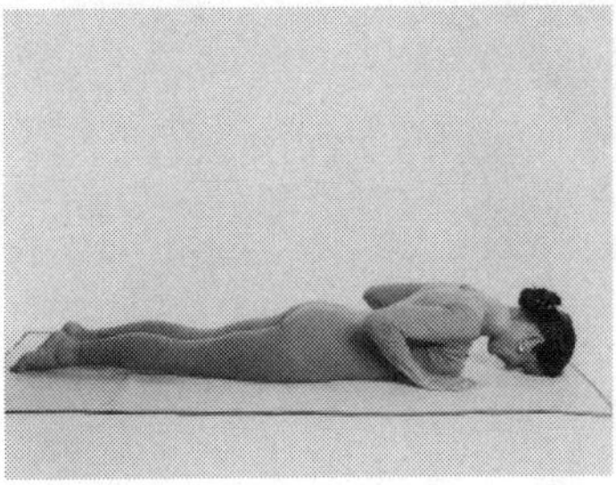

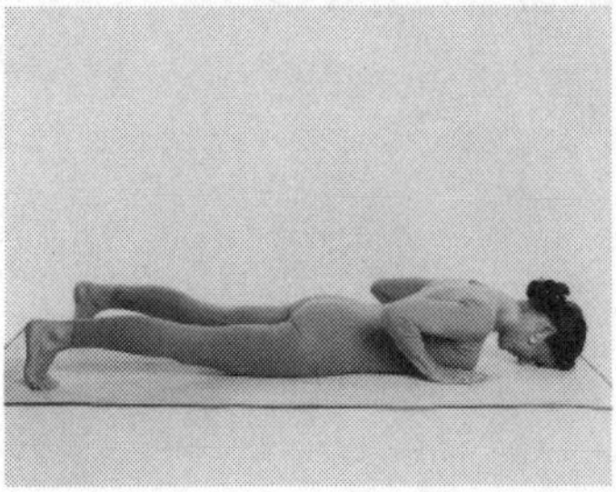

Nun heben Sie den Oberkörper langsam an, stützen sich durch Strecken der Arme ab und kommen in die Kobra-Stellung. Ihren Kopf lassen Sie nach hinten sinken, den Unterkiefer locker und den Mund leicht geöffnet. Halten Sie diese Stellung drei bis vier Atemzüge lang.

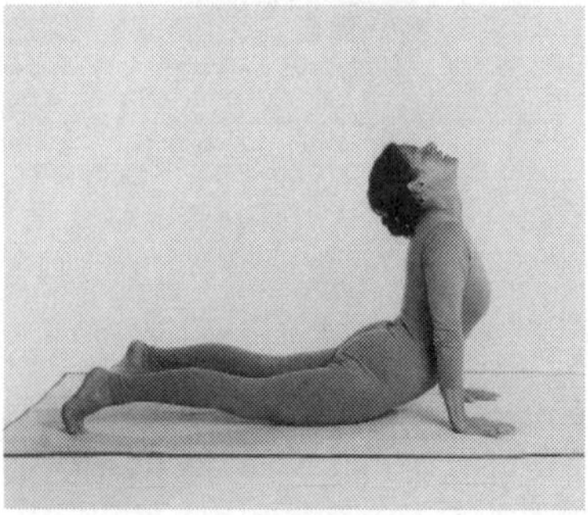

Nun aus der Körpermitte heraus in die umgekehrte V-Stellung kommen, ohne die Position der Arme und Beine zu korrigieren. Ziehen Sie dabei die Fersen aktiv in Richtung Boden und das Kinn ans Brustbein. Bleiben Sie für drei bis vier Atemzüge in dieser Position.

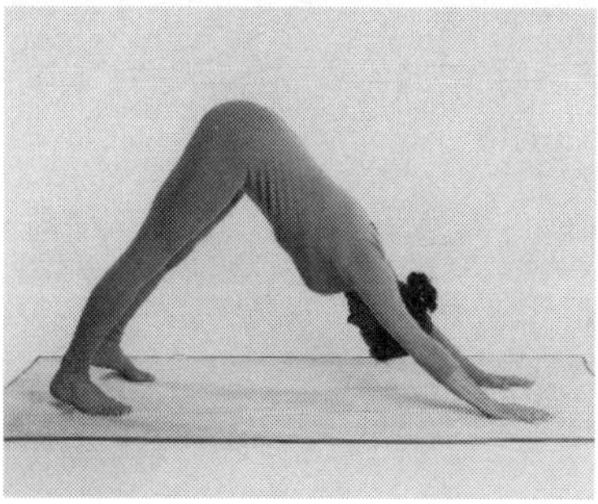

Anschließend gehen Sie zurück in die Kobra-Stellung. Abschließende Ausgleichsübung: Schlafstellung. *[Vorteil/Erleichterung: Diese Position bewirkt eine Dehnung der Lendenwirbelsäulen-Muskulatur und ermöglicht ein intensives Spüren des ganzen Körpers.]* Bleiben Sie in der Bauchlage, und ziehen Sie ein Bein angewinkelt zur Schulter hoch. Ihr Kopf liegt auf der Seite, mit dem Gesicht in Richtung auf das angewinkelte Bein, und der Arm derselben Seite liegt locker angewinkelt daneben. Der andere Arm bleibt parallel zum Körper. Danach wechseln Sie in dieselbe Stellung auf der anderen Körperseite.

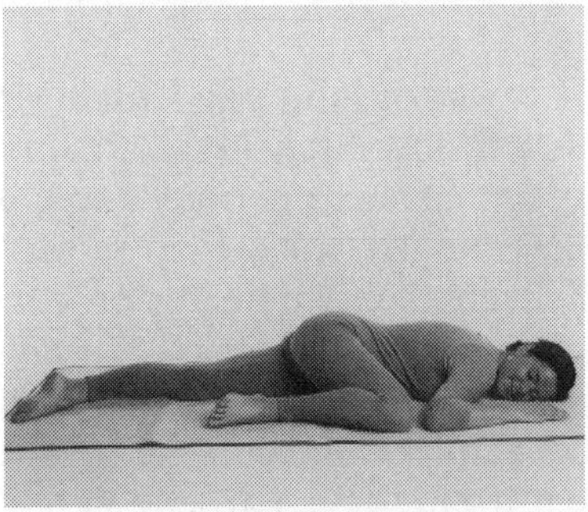

Für alle Übungen gilt, daß sie nach und nach bis zu 21mal wiederholt werden können. Wichtig ist dabei der alte Grundsatz: Weniger ist oft mehr. Und noch ein Tip, wenn Sie Schwierigkeiten mit entspannter Atemkontrolle haben: Lachen ist die beste Zwerchfell-Übung.

3
Eine aktive und bewußte Körpermeditation für jeden Tag

von *Maruschi Magyarosy*

„Laß sehen, wie sich deine Philosophie in der Tat bewährt..."

Vor zwanzig Jahren bedeutete Meditation für mich: bei Kerzenlicht in abgedunkelten Räumen mit Räucherwerk sich aus dem Leben herauszunehmen, weg vom Alltagsstreß mit seinen Belastungen, mit seinen möglichen und häufig mir unmöglich scheinenden Herausforderungen. Heute – zwei Jahrzehnte später – hat sich meine Einstellung über den Weg des Yoga, über ein aktives Körper-Bewußtseins-Training, gewandelt: *Meditation in Aktion* – die Herausforderungen des Alltags sind das Übungsfeld. Ich sehe sie wie Testsituationen im Umgang mit Streß, Frust, Ärger. Nicht wie zu Beginnn die Flucht in die Transzendenz noch die Jagd und die Sucht nach Harmonie, sondern das JA zum Leben in all seinen Schattierungen ist zum Leitmotiv geworden, obgleich es immer wieder neu schwerfällt.
Auf diesem Weg war mein Körper mein intimster Begleiter, mein engster und ehrlichster Berater. Er war der weiseste Lehrmeister überhaupt, der mir all die Jahre schonungslos signalisierte, wie ich wirklich leben soll, und nicht, wie man von mir, bzw. von „ihm" erwartete, sich zu verhalten – zum Leidwesen manch äußerer Lehrmeister, die lieber meinen Intellekt nach ihren Vorstellungen manipuliert hätten. Unser Erziehungssystem überläßt dem Kopf die Führung, auf Kosten der Weisheit aus den tieferen Schichten unseres Wesens. Wir ziehen uns die Fesseln dieses Wissens an, verlieren dabei aber

oft die Freiheit und die Unbegrenztheit unseres Seins, unsere Spontanität überhaupt, d.h., einmal *absichtslos und bedingungslos* etwas zu tun. Gleichzeitig wird unsere körpereigene Intelligenz verschüttet. Wir vergraben unsere Kreativität im Innern unseres Labors, unseres Leibes und ersticken dabei ein uraltes, besser gesagt hohes Wissen, das in jeder Zelle unseres menschlichen Körpers ruht.

Meine Arbeit über den Weg des Körpers in den verschiedenen Zielgruppen geht dahin, den Übenden direkt über ihre unmittelbare eigene Erfahrung zu vermitteln, sich *im* Körper zu erleben, um zu entdecken, *wer* sie sind und *wie* sie leben. Die *Fünf »Tibeter«* sind dabei ein höchst willkommenes Fahrzeug. Sie sind wie eine wirkungsvolle aktive Körpermeditation, sich *innerhalb* des Körpers bewußt und zugleich äußerst lebendig bis in jede Zelle zu erleben, zu er-leiben. Sie führen zu einer vertieften Körpererfahrung und darüber hinaus zu einer bewußten, lebendigen Da-Seins-Erfahrung. Somit können die Übenden ganz anders *im* und *durch* den Körper mit dem Leben in Verbindung treten. Sie werden selbst ein Ganzes. Letztlich ist unser Körper der Ort, in dem alles geschieht, durch dessen Sinne wir alles aus der Außenwelt auf- und wahrnehmen. Je bewußter wir uns innerhalb unseres Körpers erspüren, unser wertvollstes Haus bis in jeden Winkel beleben und bewohnen, desto bewußter erleben wir auch unsere Umgebung, bis wir schließlich einmal so transparent und durchlässig werden, daß es keinen Unterschied, keine Trennung mehr gibt zwischen innen und außen. Ich vermute, das ist auch der Ursprung der Riten aus Tibet sowie der Yoga-Lehre überhaupt.

Der westliche Mensch übt jedoch meist um ein Ziel zu erreichen, und zwar ein ganz anderes. Ob mit den Fünf »Tibetern«, dem Sonnengebet oder anderen Yoga-Übungen: er strebt unterschiedliche Wirkungen an, die er sich wünscht und die man ihm versprochen hat. Möglicherweise würde er sonst nicht einmal die »Tibeter« üben oder nur gelegentlich, wenn er mal Lust dazu hat. Er übt also zweckgebunden, und er übt nicht frei. Seine Vorstellung ist gebunden, gefesselt an eine *Absicht*. Er

orientiert sich nur am Ziel: Wenn... dann. Die Erfüllung kann immer als angenehme Begleiterscheinung geschehen. Doch ein wirklich tiefes meditatives Erleben seiner Selbst, innerhalb seines Körpers droht dabei verlorenzugehen, wenn er zu sehr an seiner Absicht festhält. Er verfehlt die herrliche Freiheit und die Unbegrenztheit des Augenblicks, in dem jedes Ziel unwesentlich wird, während er noch immer ehrgeizig und verbissen den „Belohnungs-Bonbons" am vermeintlichen Ziel nachjagt. Ich glaube nicht, daß ein solch ausschließlich zweckgebundenes Üben der fünf Energie-Riten wie auch anderer Körpermeditationen das vermittelt, was es dahinter wirklich zu vermitteln vermag, insbesondere wenn der tiefere Sinn hinter dem vordergründigen Üben vergessen und außer acht gelassen wird. Sein und Werden, Tun und Haben können nicht im Gleichgewicht sein, wenn das Haben, anstatt geschehen zu lassen, zum nur Haben-Wollen und zum leistungsorientierten Konsumzwang ausartet. So wird das endgültige Ziel, das hinter allen vordergründigen Zielen verborgen ist, verfehlt...
Zu erwähnen wäre noch, daß in der westlichen Tradition der Körper häufig als Widersacher und Hindernis auf dem Weg zur Ganzheit betrachtet worden ist, während beispielsweise hinduistische oder buddhistische Tantriker ihren Körper als einen heiligen Tempel mit neun Toren zum Ort der Seligkeit erkennen und verehren, in dem sie die Weisheit des Lebens entdekken können. Die Fünf »Tibeter« als Körpermeditation – regelmäßig, konsequent und vielleicht manchmal doch absichtslos durchgeführt – ermöglichen uns im Laufe der Zeit ein völlig neues Körperbewußt-Sein. Es fällt schwer, hier über etwas grundsätzlich Nichtverbales zu schreiben, obgleich es innerhalb konkreter „fleischlicher" Form geschieht. Ist es doch allein die Erfahrung, die es uns möglich macht, das tiefe Wissen um unser Sein und Werden innerhalb unseres Körpers aufzuspüren, über den Körper zuzulassen und nach außen in der Welt zu leben. Das bedeutet, daß wir das, was wir wissen und sagen können, auch *tun* und *sein* können...

„Laß sehen, wie sich deine Philosophie in der Tat bewährt..."

Abschließend möchte ich noch hinzufügen, daß ich selbst auch nicht immer absichtslos übe, beispielsweise dann, wenn ich ergänzend zu der Körpermeditation der Fünf »Tibeter« mit kreativen Leitsätzen – Affirmationen – in Verbindung mit dem Atem-Rhythmus arbeite. Aber schließlich gibt und gab es Gebete und Anrufungen zu allen Zeiten in allen Kulturen, seit Anbeginn der Schöpfung. Ich glaube, auch sie führen zum Ziel, hinter den Zielen...
Alles, was wir in unserer körperlichen Form nach außen darstellen, wird von unserem Bewußtsein und von unserer Geisteshaltung geprägt. Wir sollten uns klarmachen: Alles Sicht-, Fühl- und Greifbare wurde von Gedanken geschaffen. Jeder Manifestation gehen Gedanken, gehen Vorstellungen voraus. Je öfter und intensiver wir uns bestimmten Vorstellungen und Gedanken widmen, desto schneller werden sie sich realisieren. Gedanken schaffen Krankheit oder Gesundheit. Ein bewußter Umgang mit Gedanken und heilenden Leitsätzen löscht negative Gedankenmuster und das hemmende Bewußtsein: Ich bin das Opfer meiner Umwelt. Unser augenblickliches Leben ist der Spiegel unserer Gedanken. Gedankenkraft ist Schöpferkraft.
Hier einige Beispiele, wie wir die fünf Riten mit dem Atem und mit entsprechenden Affirmationen kombinieren können:

1. Übung
Beim Ein- und Ausatmen jeweils: Mein Körper wird immer leichter.

2. Übung
Einatmen: Ich lebe in meiner Mitte.
Ausatmen: Ich handle aus meiner Mitte.

3. Übung
Einatmen: Ich öffne mich der Welt.
Ausatmen: Ich höre auf die Signale meines Körpers.

4. Übung

Einatmen: Unbegrenztes Bewußtsein strömt in jede Zelle meines Körpers.
Ausatmen: Ich erkenne die Weisheit meines Körpers.

5. Übung

Einatmen: Kraft und Energie beleben jeden Winkel meines Körpers.
Ausatmen: Ich bin körperlich und geistig flexibel.

Kreieren Sie je nach Bedarf und Belieben Ihre eigenen Affirmationen, ganz Ihren augenblicklichen Bedürfnissen entsprechend. Wichtig: Im Rhythmus mit der Atmung bleiben. Und denken Sie daran: Sie sind der Schöpfer Ihrer Welt!

*

Es sind nicht die Übungen,
es sind nicht die »Tibeter« –
es ist die geistige Einstellung,
die zum Jungbrunnen führt. Trinken
mußt du allein. Aber jede
Bewegung aufs Ziel hin läßt
dich einen Tag jünger werden...

Solange noch ein Funken
Positivität in dir ist,
stirbst du nicht, heißt es
in einem alten taoistischen
Text. Die Übungen helfen
den Jungbrunnen auszumauern;
solide, wie es sich gehört,
damit die Quelle fließen kann.

Der Philosoph Thomas Illmaier in einer Rezension

4
Der Trick mit der Reihenfolge

Interview mit *Penny McLean* von *Volker R. Karrer*

Was hat Penny McLean beizutragen, um den »Tibeter«-Übenden zu mehr Erfolg zu verhelfen?
Zuerst der Atem. Wenn nicht richtig geatmet wird, mindert das den Effekt der Übungen. Die meisten wissen nicht, was Atmen, besonders *Ausatmen*, heißt: es ist *bewußtes Entleeren,* das Prana ausatmen, bis zum letzten Partikel... In dem Moment, wo der Körper am Boden liegt, ist er entspannt – ausgeatmet. Er muß dann um die Bewegung zustande zu kriegen (beim Anheben und Aufrichten), einatmen. In dem Moment, wo er auf den Boden zurück geht, muß er ausatmen. Immer wenn man sich der Erde nähert: ausatmen – wenn man von der Erde weggeht: einatmen. Das ist das ganze Geheimnis.
Die Reihenfolge der »Tibeter«-Übungen ist ja überliefert, so wie wir sie kennen. Offenbar bauen sie aufeinander auf. Was verändert sich, wenn die Reihenfolge geändert wird?
Ich finde, daß es vorteilhaft ist, mit der zweiten Übung anzufangen, dann weiterzumachen mit der dritten, vierten usw. und die Drehübung (den ersten »Tibeter«) ganz zum

---

Penny McLean ist bekannt für ihre medialen Fähigkeiten und für ihr Engagement als spirituelle Lehrerin. Durch ihre Bücher, Vorträge und Auftritte in Talkshows gilt sie als Agentin des Wandels – in Richtung einer „weiteren Spiritualisierung unserer Kultur" (Gerd Gerken). *Die Fünf »Tibeter«* sind Penny McLean seit langem vertraut. Sie bekam sie als Geschenk von ihrer alten Lehrerin Mira von Dietlein – zusammen mit der sechsten und einer weiteren Übung (diesen siebten »Tibeter« gibt es auf Penny's Seminaren zu lernen). Das Erscheinen von Peter Kelders Buch *Die Fünf »Tibeter«* überraschte sie nicht, denn „die Zeit war reif dafür" – und so trug sie von Anfang an tatkräftig zur Verbreitung der Übungen und des Buches bei. Aus der eigenen Übungspraxis erscheinen ihr drei Beobachtungen besonders wichtig: sie beziehen sich auf das Atmen, die Übungsreihenfolge und den sechsten »Tibeter«.

Schluß. Vor allem, wenn die Übungen früh am Morgen, gleich nach dem Aufwachen gemacht werden. In der Nacht sammeln sich Giftstoffe im Körper, weil Stoffwechsel, Atem und Herz langsamer arbeiten. Da sind ungereinigte Energien, die nach dem Motto „Gleich und gleich gesellt sich gern" andere unwillkommene Energien anziehen können, wenn wir uns unvorbereitet öffnen. Also erst sich sammeln, sich selbst finden, über Nacht war man weit weg! Durch waschen, duschen, sich pflegen und zwei Gläser lauwarmes Wasser trinken kommt man zu sich selbst. Dann erst die »Tibeter«. Ich habe beobachtet, daß manche Leute im ersten und zweiten Monat des Übens mit der bekannten Reihenfolge gut zurecht kamen und dann, von einem Tag auf den anderen nicht mehr. Sie fühlten sich nach dem Üben nicht mehr wohl, der Erfrischungseffekt war weg. Ich kam lange nicht dahinter. Dann bekam ich bei einem meiner Vorträge einen Hinweis und habe damit gearbeitet. Es hat funktioniert: mit dieser veränderten Reihenfolge stellten sich die positiven Effekte der »Tibeter« wieder ein.

Sind Menschen, die sich im Laufe ihrer Entwicklung mehr und mehr öffnen, da nicht besonders betroffen?

Ich hoffe, daß das alle tun! Aber es gibt tatsächlich Leute, deren Astralkostüm doch sehr verfeinert ist. Ich glaube, daß die besonders vorsichtig sein müßten. Dieses feine energetische Material ist sehr begehrt, das wird gern „von außen" genommen – so wie eine von diesen teuren Fliegerjacken, wenn die einfach an der Garderobe hängt... Übrigens, noch zur Reihenfolge: *da gehört natürlich die sechste Übung dazu* – die Drehübung sollte nach der sechsten gemacht werden! Was dieser alte Colonel erzählt, daß man die sechste Übung nur machen soll, wenn man sich sexuell nicht mehr betätigt – für mich ist das Quatsch! Jeder, der Jazzdance macht, benutzt diese Übung zum Aufwärmen. Und seit wann sind Tänzer asexuell? Ich meine, alle diese Übungen sind ein Geschenk für uns, auch wenn wir nicht in Klöstern leben. Und wir sollten sie ohne Dogmen anwenden – so wie es für uns richtig ist.

5
Soma und die fünf Riten

von *René A. Linden*

Zuerst möchte ich Ihnen kurz erklären was *Soma* ist und was wir mit den Fünf »Tibetern«, die wir die Fünf „Soma-Riten" nennen, zu tun haben.
Soma – Neuromuskuläre Integration ist eine sehr tiefe Körperarbeit die in zehn Sitzungen von je 60- bis 90-minütiger Dauer den Körper von Verspannungen der Muskulatur, Verdickungen des Bindegewebes und Verklebungen der Faszien (Häute, die jeden einzelnen Muskel umgeben) befreit. Der Behandler erreicht dies durch direkte Arbeit am Muskel- und Fasziensystem nur mit Hilfe seiner Hände. Besondere Beachtung findet dabei das Nervensystem und seine Reaktion auf Schmerz. Liegt in einem Gebiet des Körpers eine Verspannung oder Verklebung vor, wird es mehr oder weniger schmerzhaft bei einer Manipulation reagieren. Wichtig ist, daß die Intensität des Schmerzes dabei die persönliche Schmerzschwelle nicht überschreitet, weil sonst der Körper die Arbeit nicht als Lösung, sondern als zusätzliches Trauma erlebt. Bei *Soma* wird der Prozeß, im Gegensatz zu anderen Körperarbeiten, so gehalten, daß der Behandler von sich aus keinen Schmerz am Klienten erzeugt, sondern bei der Lösungsarbeit nur der eigene Anteil spürbar wird. Das Ergebnis ist unter anderem eine aufrechtere Haltung, größere Leichtigkeit und Effektivität bei der Bewegung, Freiheit und Gleichstand des Beckens und damit eine Aufhebung funktionaler Beinlängenunterschiede, und viele weitere positive Effekte. Der Entwickler von *Soma*, Dr. Bill

Williams, war lange Zeit einer der engsten Schüler Ida Rolfs, die in den USA die erste Form von Körperarbeit, das sogenannte Rolfing, entwickelt hat.
In dem Bestreben, die Effekte der *Soma*-Arbeit durch Übungen zu unterstützen und zu beschleunigen, fiel Dr. Williams die Schrift von Peter Kelder Die Fünf »Tibeter« in die Hände. Nach intensivem Studium und Experimentieren fand er sie, mit leichten Änderungen, als hervorragend geeignet, diesen Zweck für *Soma* zu erfüllen. Er nennt sie seitdem die fünf *Soma*-Riten und sie werden, zusammen mit anderen Unterlagen, jedem Klienten, der sich dem *Soma*-Prozeß unterzieht, mitgegeben und gezeigt.
Die Änderungen, die Bill Williams für *Soma* als wichtig empfand, betreffen folgende Teile:
1. Die Atmung erfolgt grundsätzlich so, daß stets bei der Kompression des Brustkorbs, also beim Beugen des Oberkörpers ausgeatmet und bei Expansion des Brustkorbs, also beim Strecken des Oberkörpers, eingeatmet wird. Hier besteht ein Gegensatz zur zweiten Tibeter-Übung.
2. Bei der dritten Übung wird der Bauch möglichst weit nach vorne genommen, bevor man die Wirbelsäule mit zurückgelegtem Kopf nach hinten beugt.
3. Die erste und die fünfte Übung sollen ohne Unterbrechung durchgeführt werden. Während der Ausführung der anderen Riten kann man jederzeit, falls gewünscht, eine kurze Pause einlegen und mit der gleichen Rite weitermachen. Hat man aber genügend Umdrehungen der ersten Übung ohne Pause durchgeführt, geht man zur zweiten Übung weiter. Bei der fünften Übung hört man nach der Durchführung der Übung, die ohne Pause erfolgt, auf.
Besonders wichtig scheint uns, daß die Riten am Anfang langsam und intensiv durchgeführt werden. Oft müssen wir feststellen, daß die Riten viel zu schnell praktiziert werden. Das mag daran liegen, daß manche – trotz besonderem Hinweis – glauben, sie müßten möglichst schnell alle Übungen 21mal ausführen können. Durch die fehlende Intensität ist die Wirk-

samkeit der Riten natürlich geringer. Daher ist es sinnvoller, weniger, aber intensivere Wiederholungen durchzuführen, als die Riten schnell und oberflächlich zu absolvieren.
Die Erfahrungen, die wir mit den Riten bisher gemacht haben, sind ausgesprochen positiv. Wir betrachten die Riten hierbei besonders im Hinblick auf den körperlichen Aspekt. Insgesamt werden sehr viele Muskeln und Muskelgruppen bei den Riten aktiviert sowie Bänder und Sehnen natürlich gestreckt und gedehnt.
Weiterhin sehen wir einen sehr guten Programmierungseffekt für das Nervensystem. Wenn wir am Körper arbeiten und ihn frei machen, müssen wir ihm auch zeigen, daß er in der Lage ist, jetzt eine ganz andere Bewegungsfreiheit zu nutzen. Wir müssen eine alte Gewohnheit durch eine neue Freiheit ersetzen. Dies erreichen wir durch eine Neuprogrammierung des Nervensystems. Teilweise geschieht dies schon auf dem Massagetisch, wo wir dem Körper diese Freiheit bewußtmachen. Die Riten unterstützen diesen Bewußtseinsprozeß in hervorragender Weise. Sie trainieren unserer Ansicht nach den Körper besser als die meisten uns bekannten Übungen.
Ein Klient, der schon jahrelang die sicherlich sehr guten Fitneßübungen der kanadischen Luftwaffe für Piloten durchführte, war von der Wirkung der Riten begeistert und fand sie weit effektiver.
Auch Klienten, die schon viel Erfahrung mit Hatha-Yoga haben, fanden die Riten ausgezeichnet, was aber auf keinen Fall gegen Yoga sprechen soll. Wir haben hier ein anderes Prinzip vorliegen, welches in keiner Konkurrenz zu anderen Übungen steht. Im Gegenteil, wir hören oft von unseren Klienten, daß sie die Riten in ihr gewohntes Trainingsprogramm integrieren. Eine Rolle mag dabei auch spielen, daß unsere Klienten erst in der vierten oder fünften Sitzung mit den Riten bekannt gemacht werden. In diesem Stadium ist schon viel am Körper gearbeitet worden, und das Becken ist fast frei. Wir haben auf der anderen Seite auch erlebt, daß die Riten bei Menschen, die keine Körperarbeit erhalten haben, zumindest

in bestimmten Grenzen eine positive Änderung der Körperhaltung bewirkten. Dieser Effekt trat allerdings nur durch konsequente tägliche Ausübung nach längerem Zeitraum ein. Die Grenze wird dabei unserer Ansicht nach dadurch bestimmt, wieweit bei einem Körper Verklebungen der Faszien bestehen. Einen weiteren Zweck erfüllen die Riten bei *Soma* durch die Beschleunigung der in Gang gekommenen Prozesse. Wir können durch *Soma* kaum erreichen, daß innerhalb der zehn Sitzungen der gesamte Körper total frei wird: Es ist auch nicht unser Ziel. Was wir erreichen ist, daß der Körper so weit frei wird, daß er von sich aus weiter an sich selbst arbeitet. Auch ohne die *Soma*-Riten arbeitet der Körper weiter, aber mit ihrer Hilfe wird dieser Prozeß beschleunigt.
Probleme sehen wir bei Menschen, die ein starkes Hohlkreuz (Lordose) haben und nichts dafür tun, wie z.B. durch *Soma*, um es loszuwerden. Für diese Menschen ist die zweite Übung oft schmerzhaft und schwer durchzuführen. Manchmal hilft es, dabei die Hände unter den Körper in Höhe der Lordose zu schieben. Auch mit der vierten Übung kann es zu Schwierigkeiten kommen, falls man schwache Handgelenke besitzt und diese dabei beansprucht werden. Wir haben festgestellt, daß sich das sehr oft lösen läßt, wenn man sich mit den Händen auf zwei etwa gleich dicke Bücher stützt. Ab und zu kann es sein, daß die Riten, wenn sie spätabends gemacht werden, zu Schlaflosigkeit führen. Dann sollte beim nächsten Mal der Zeitpunkt der Durchführung spätestens drei Stunden vor der Nachtruhe liegen. Andererseits haben wir schon die Erfahrung gemacht, daß bei Schlaflosigkeit die Ausübung der Riten zu dem ersehnten Schlaf verholfen hat. Insgesamt sind die Riten für jeden gesunden Menschen jeden Alters sehr zu empfehlen. Auch Kinder machen die Riten gerne. Bei Wirbelsäulenschäden, Schwangerschaft und Herzkrankheiten, auch z.B. nach Operationen, empfehlen wir, erst ärztlichen Rat einzuholen.

*

Ein hervorragendes Transportmittel um tiefere mentale Prozesse in Bewegung zu setzen.

Bernhard Langwald, Seminarleiter u. Therapeut, München

Die gesundheitlich positiven, energetisch stimulierenden Wirkungen kann ich nur unterstreichen. Ich praktiziere die Fünf »Tibeter« jeden Morgen. Nach den Übungen spüre ich eine innere Harmonie, eine Wärme in den Gliedern, vermehrten Speichelfluß. Sieht man sich die »Tibeter« genauer an, so fällt auf, daß die Übungen fast alle Meridiane ansprechen und die Qi-Fluß aktivieren. Die nachstehende Tabelle verdeutlicht dies.

Übung Nr. 1 aktiviert die Meridiane Gürtelgefäß (es füllt alle Meridiane), dazu Konzeptions- und Lenkergefäß; Lockerung der Wirbelsäule generell

Übung Nr. 2 aktiviert die Meridiane Blase, Gallenblase

Übung Nr. 3 aktiviert die Meridiane Milz/Pankreas, Leber, Niere, Konzeptionsgefäß

Übung Nr. 4 + 5 aktiviert die Meridiane Blase-Milz/Pankreas, Leber, Nieren, Konzeptionsgefäß

Alterung heißt Minderung des Qi (der Lebensenergie) quantitativ und qualitativ mit allen Konsequenzen für Durchblutung, Hormonsystem und Immunsystem. Hier leisten die Fünf »Tibeter« Grundlegendes. Untersuchungen vor und nach Praktizieren der »Tibeter« mit Hilfe von Infrarotmessungen und Biofunktionsdiagnostik ergeben sowohl eine deutliche Zunahme der Wärmeabstrahlung der Haut (als Parameter besserer Durchblutung) als auch eine Verbesserung der Meßwerte an den Akupunkturpunkten (als Ausdruck einer Qi-Aktivierung) in Form von Elektroakupunkturmessungen.

Hans Höting, Heilpraktiker, Bremen

6
Wenn unerwünschte Wirkungen auftreten

Erfahrene »Tibeter«-Übende geben Hinweise

Wie die Resonanz der Leser/innen zeigt, konnten diejenigen, bei denen Schwierigkeiten oder unliebsame Effekte beim Üben der Fünf »Tibeter« auftraten, diese meist gut auch alleine handhaben. Dazu vier Fallbeispiele:

Fallbeispiel 1
Frau M. ist die Übungen rasant und mit „vollem Schwung" angegangen, mehr von der „gymnastischen Seite", wie sie selbst sagt. Sie hat die Übungen im Sinne von Leistung (21mal!) praktiziert. Daraufhin kam sie sehr schnell in eine starke Depression, konnte nicht mehr arbeiten, mußte sich zurückziehen, um zu spüren, was da geschehen war. Sie hatte das Gefühl, daß sie durch die Übungen an ein Energiepotential kam, mit dem sie nicht mehr umgehen konnte.
Sie hat langsam wieder mit den Übungen angefangen, dabei die Zahl der Übungen und die Intensität reduziert. Sie versuchte, sehr bewußt mit den Übungen umzugehen. Ihr Zustand wurde wieder besser, und mittlerweile übt sie behutsam und glaubt, daß die Riten einen stark katalysatorischen Effekt haben.

Frau M., Ammerland

Fallbeispiel 2
Vor längerer Zeit hat Frau E. mit Yoga aufgehört, weil es ihrem „Temperament und Lebensstil nicht mehr entsprach: zu langsame Übungen, die allmählich langweilig wurden. Ich begann mit den »Tibetern« und steigerte die Anzahl der Übungen ganz langsam... Irgendwann, nach einigen Monaten, war ich bei 21 Wiederholungen angelangt. War ich jetzt am Ziel? Würde ich bis in alle Ewigkeit diesen Rhythmus beibehalten können? Ich zweifelte, denn die volle Anzahl der Übungen hatte mich in letzter Zeit doch überfordert. Mein Körper war sensibel geworden, Herzrasen in der Nacht, die Chakras wirbelten intensiv, und ich stellte enttäuscht fest, daß mir ein Gläschen Wein schon zu schaffen machte. Fünf »Tibeter«, was tun? Mein Körper wußte sich zu helfen, er wurde krank. Eine Infektion trieb mich für einige Tage ins Bett und machte die Übungen unmöglich.
Nach der Bettruhe begann ich von vorne. Erst drei, dann fünf, und irgendwann blieb ich bei zwölfmal fünf hängen. Das genügte von der Intensität her, nahm nicht zuviel Zeit in Anspruch und war ebenso wirkungsvoll, ohne mich zu überfordern. Diesen Rhythmus habe ich bis heute beibehalten... Ich bin fiter geworden, mein Aussehen wurde strahlender, der Brustumfang voller (3. Übung) und überhaupt ... die Übungen tun sooo gut!"

A. E., Ulm

Fallbeispiel 3
„Seit Oktober 1989 praktiziere ich die Übungen, immer begeistert, aber mit den unterschiedlichsten Erfahrungen. Schon nach den ersten zwei Übungswochen stellten sich die ersten Reaktionen ein. Ich bemerkte eine Traurigkeit, die sehr subtil entstand, wobei ich gelegentlich erst gar nicht realisierte, was da vor sich ging. Gleichzeitig stiegen längst vergangene Erlebnisse in mir hoch, die ich bereits ‚vergessen' hatte. Ich war mir soo sicher, daß alles ‚gut verarbeitet' war. Welch ein Irrtum.

Nun wurde mir alles gleichzeitig serviert – ein schönes Stück Arbeit.
Glücklicherweise hatte ich schon einige Selbsterfahrungsarbeit geleistet, so war ich dieser Herausforderung besser gewachsen. Ich *mußte* nachdenken, ich *mußte* mich neu orientieren, ich *mußte* umdenken: Man hat mich auf den Kopf gestellt.
Seit dieser Zeit findet ein steter Wandel, ein ständiger Wechsel in meinem Leben statt. Ich öffne mich der Veränderung und bin heute sehr glücklich und dankbar, denn ich finde immer mehr mich, mein *Selbst*. Diese Übungen haben sehr, sehr alte Muster, Erinnerungen, Beschränkungen an die Oberfläche gebracht. Dinge, die mich traurig machten, und ich wußte nie, was die Ursache dafür war.
Diese Aspekte der möglichen Erlebnisse mit den Fünf »Tibetern« gebe ich auch in meinen Workshops an die Teilnehmer weiter. Denn meines Erachtens sind diese Erfahrungen sehr viel wichtiger als die optischen Effekte, die zweifellos überwältigend sind. Ich habe den Eindruck, daß sich diese positive Energie erst einmal Platz schaffen mußte. Sie hat alte Vorstellungen aufgelöst – nicht verdrängt – und so Neuem Raum geschaffen.
In der Hektik meines Berufes geschieht es natürlich von Zeit zu Zeit, daß ich mal nicht üben kann. Das begleitet mich durch den ganzen Tag. Mir fehlt dann einfach diese wunderbare Energie. Der Tag verläuft dann nicht so leicht, nicht so fröhlich, nicht so positiv."

Uschi Ploner, München
Fernsehmoderatorin, leitet Fünf-»Tibeter«-Kurse

Fallbeispiel 4

Frau F. leitet seit einem Jahr »Tibeter«-Kurse. Dabei hat sie die unterschiedlichsten Erfahrungen gemacht. „In den ersten zehn Wochen war das bei vielen wie eine Psychotherapie. Aus der Tiefe des Innern kamen Traurigkeit und alte, längst vergessene Begebenheiten, die nicht verarbeitet worden waren, wieder auf, aber ebenso Energie, Gelassenheit und Ruhe."

R. F., Bad Oeynhausen

Es gibt einige wenige Rückmeldungen, in denen berichtet wird, daß die Übenden sich durch das Üben der Fünf »Tibeter« energetisch geschwächt fühlten. Dazu ein Fallbeispiel:

Fallbeispiel 5
Herr Dr. S. hat die Fünf »Tibeter« etwa neun Monate täglich in der im Buch beschriebenen Weise durchgeführt. „Während dieser Zeit konnte ich weder eine physische noch eine psychische Besserung meiner Gesamtverfassung feststellen. Es zeigten sich vielmehr gegenteilige Effekte. Diese äußerten sich als stärkere Müdigkeit, Leistungsschwäche und psychisch als Rückzug mit deutlichen Isolationstendenzen bis hin zu depressiven Zuständen."

Dr. med. A. S., Ohlstedt

In den Beiträgen dieses Bandes werden eine Reihe von wichtigen Hinweisen gegeben, was Übende tun können, wenn bei den Fünf »Tibetern« gegenteilige Effekte auftreten oder die Übungen ihre Wirkung nicht optimal entfalten.
Die Hinweise beziehen sich insbesondere auf eine verschiedentlich noch falsch verstandene Art des Übens und – damit verbunden – des Atmens. Mehrfach wurde z.B. in »Tibeter«-Kursen beobachtet, daß die Übungen noch als eine Art Leistungssport verstanden werden. Wie in Peter Kelders Buch jedoch deutlich zu lesen ist, haben diese Energie-Riten einen eindeutig meditativ-besinnlichen Ursprung, der nicht übersehen werden darf (vgl. die Beiträge und Kommentare von I. Jochum, M. Magyarosy, B. Petrick-Sedlmeier, C. Heidrun, H. Knöpfler, M. Fletcher). Auch ist die Reihenfolge der Übungen bzw. deren Änderung von großer Wichtigkeit (s. das Interview mit Penny McLean). B. Gillessen gibt Ratschläge, wie Übende sich bei Schwindelgefühl oder Übelkeit behutsam auf die Drehübung vorbereiten können. Interessant sind auch die Anmerkungen von I. Jochum über Schwindelgefühl und Übelkeit als Grenzerfahrungen, die erlebbar werden lassen, wie wir

uns durch innere Sammlung wieder in die Balance bringen können!
Ein weiterer bedeutender Aspekt: Bei einer starken Verschlakkung des Körpers (vgl. die Beiträge von Dr. D. O. Weise, dem „Dr.-Soleil"-Team, Schubert/Neutzler) kann die Wirkung der Fünf »Tibeter« erheblich eingeschränkt sein. Verschiedene Autoren weisen darauf hin, daß eine Verschlackung der Ausscheidungsorgane und eine Übersäuerung des Körpers zu Energieblockaden führen, die gerade ein Erspüren von energetischen Prozessen im Körper ganz beträchtlich erschweren. Empfohlen werden hier eine Ernährungsumstellung, Fasten, verschiedene Entgiftungsmaßnahmen, naturheilkundliche Mittel u.a. Dr. D. O. Weise fügt hinzu, daß auch an eine mögliche Hefepilzinfektion mit Candida albicans gedacht werden sollte. Diese in den letzten Jahren zunehmende Erkrankung wirkt sich insbesondere negativ auf das Energiesystem des Körpers und die Gehirnintegration aus (vgl. den Beitrag von B. Gillessen). Manchmal kann es auch notwendig sein, zunächst das Meridiansystem auszubalancieren, z.B. durch das Tragen einer bestimmten Farbfolienkombination für einen bestimmten Zeitraum (s. den Beitrag von Chr. Brellocks). Über den „Umweg" der Meridianbalance kommt es dann zu einer Stärkung der den jeweiligen Meridianen zugeordneten Muskeln und Organe.
Werden die »Tibeter« täglich geübt, so führt das sehr oft zu einer positiven Änderung der Körperhaltung. In einigen Fällen, wenn z.B. bei einem stark ausgeprägten Hohlkreuz (Lordose) auch ein behutsames Vorgehen nicht den gewünschten Erfolg bringt, kann eine strukturelle Korrektur, etwa durch Soma-Körperarbeit (vgl. den Beitrag von R. A. Linden), Rolfing u.a. notwendig sein. Allerdings muß ein strukturelles Problem (z.B. eine Lordose) nicht immer auch auf strukturellem Wege korrigiert werden. Es ist dabei z.B. genauso an emotionale, biochemische (s.o.) oder energetische Methoden zu denken. Der vorliegende Band gibt zahlreiche Hinweise, wie wir die individuell richtige Korrekturmethode finden und uns optimal auf die Übungen hin ausbalancieren können.

Ein weiterer Aspekt: Liegen auf der geistig/seelischen Ebene Blockierungen vor, so können sich diese beim Üben als Müdigkeit, Traurigkeit, Unlust, aggressive Stimmung u.ä. bemerkbar machen (s. auch den Beitrag von Schubert/Neutzler). In den obigen Fallbeispielen wird beschrieben, wie es den Betreffenden durch ein schrittweises Sichöffnen für diese Gefühle gelingt, an längst vergessene Erinnerungen und Gefühle heranzukommen, um sie dann wieder loszulassen. Verschiedene andere Methoden, wie Reinkarnationstherapie, Tattwa, Trancearbeit (s. den Beitrag von Schubert/Neutzler) unterstützen diesen Prozeß ebenfalls. Auch Blütenessenzen (vgl. B. Gillessen) und Farbtherapie (vgl. Chr. Brellocks) sind hier sehr hilfreich.
Sollten Sie schon mit dem Muskeltest oder ähnlichen Methoden vertraut sein, so können Sie auch selbst austesten, welche Faktoren zu den gegenteiligen Wirkungen geführt haben, und was Ihr Körper benötigt, um sich optimal auf die Fünf »Tibeter« hin auszubalancieren (s. hierzu die Beiträge von B. Baginski, H.-J. Bitterhof und B. Gillessen).

7
Es gibt nichts gutes, außer du tust es

von *Carlos L. Liebetruth*

Die fünf in Peter Kelders Buch beschriebenen Riten stammen aus einer für viele westliche Menschen geheimnisumwitterten Region Asiens. Nun ja, geheimnisumwittert erschienen auch mir die Fünf »Tibeter«, als mir meine Yogalehrerin vor zwei Jahren dieses Büchlein mitbrachte und dabei wußte, es würde mich interessieren.

In der Tat. Es ging darin um fünf Körperübungen, die, täglich ausgeführt, einen erstaunlichen Energiezuwachs bringen sollten. Ich übte also diese fünf Bewegungsabläufe und konnte bei mir im Laufe der Zeit die unterschiedlichsten Reaktionen feststellen. Dabei war wohl die ursprüngliche Motivation die leise Hoffnung, durch die fünf Riten meine „späte Jugend", verbunden mit einer lebensfrohen Gesundheit, aufrechterhalten zu können.

Die märchenhafte Beschreibung in Peter Kelders Buch über die drastische Verjüngung des Entdeckers nach vier Jahren Übungspraxis an der Bewahrstätte dieses damals geheimen Wissens, einem tibetischen Kloster, ließen mich zuerst milde lächeln. Doch im Hinterkopf entstand so eine Art Vorahnung, etwas zugespielt bekommen zu haben, das mir half, meine Aufgaben auf dieser Welt besser zu lösen, ohne dabei die weitverbreiteten „normalen" Alterserscheinungen parallel

bewältigen zu müssen. Tatsächlich konnte ich nach ein paar Monaten feststellen, daß ich am Morgen viel lieber früher aufstand und immer öfter mit fünf, ja, in Ausnahmefällen sogar mit drei Stunden Schlaf auskam.
Fragen tauchten auf. Warum wissen nur so wenige Menschen um eine so einfache Lebens- und Gesundheitshilfe? Warum werden solche Übungen nicht schon im Kindergarten gelehrt? An der Heilpraktikerschule, wo ich gerade meine Ausbildung machte, wurde mir nochmals deutlich, wie wichtig die Reaktivierung der Drüsen für den Körper ist. Genau das ist aber auch eines der Ziele dieser fünf Übungen.
Nun sagt schon die Bibel: „Wem das Herz voll ist, dem geht der Mund über ..." Also wünschte ich mir natürlich, daß alle Menschen, die ich ins Herz geschlossen hatte, Anteil an meiner Entdeckung hätten. Doch damit bestätigten sich andere, alte Erfahrungen, die mehr mit dem sogenannten *inneren Kommentator* zu tun haben. Die ersten, denen ich diese schönen Körperübungen zeigte, bekamen Rückenschmerzen, oder es wurde ihnen bei der Drehübung schwindelig. Einige klagten über Kopfschmerzen, andere über Übelkeit. Auch wurden generelle Zweifel an meinen enthusiastischen Empfehlungen laut. Ja, auch ich unterbrach selbst wieder diese Übungen, begann zu zweifeln und fühlte mich schlechter.
Und begann erneut zu üben, ohne viel darüber zu reden. Entdeckte auch das Aufkommen einer versteckten Arroganz. So nach dem Motto: „Euch werde ich noch zeigen, daß sechzig Lebensjahre nichts mit Kräfteverfall zu tun haben müssen!" Zurück kam der Wunschtraum *ewiger Jugend.* Ich vollzog die Übungen täglich schneller und bekam prompt selbst Rükkenbeschwerden. „Aha, also läßt man's doch besser", meldete sich sogleich eine innere Stimme. „Habe ich dir doch gleich gesagt", wurde mir auch von anderer Seite bestätigt. Man fragt ja bekanntlich in solchen Situationen dort zuerst nach, wo Bestätigung zu erwarten ist.
Zum Glück ziehen sich die helfenden Kräfte nicht gleich beleidigt zurück. Eine siebzigjährige Freundin bestätigte mir

„zufällig", wie sehr ihr die »Tibeter«, täglich maßvoll ausgeführt, helfen würden. Ich nahm die Übungen wieder auf und stellte erneut ein besseres Befinden fest. Stand morgens um 4.30 Uhr auf, um in Ruhe zu üben, und konnte den Tag in alter Dankbarkeit, alle notwendigen Arbeiten schmerzfrei erledigen zu können, bewußter erleben.
Es festigte sich sogar das Gefühl, mich stärker nur dem vor mir liegenden Tag zu widmen und die Gedanken – vor Jahren sogar die Ängste – um die ungewisse Zukunft ruhen zu lassen, bis sie an der Reihe sind.
Ein neues Wohlbefinden stellte sich ein, und ich befestigte einen großen, weißen Zettel an der Wohnungstür mit der Aufschrift:

Es gibt nichts Gutes,
außer du tust es!

Wie treffend diese alte Spruchweisheit doch ist. Wieder vergeht Zeit, und das Interesse an den Fünf »Tibetern« läßt nach. Reiz des Neuen: Eine dynamische Form drängt Vorangegangenes in den Hintergrund. Mir kommt ein anderer Satz in den Sinn: „Das einzig Beständige am Menschen ist seine Unbeständigkeit."
Die »Tibeter« rufen noch einmal. Sie lassen mich nicht los. Der Ruf erfolgt diesmal in Form eines Sets bestehend aus: Peter Kelders Buch, zwei Kassetten und einem kleinen Poster. Durch gute Freunde findet dieses neue Medien-Set den Weg zu mir. Ich probiere die Kassetten sofort. Affirmationen sind der Musik zum Teil unterlegt. Im ersten Teil der Kassette 1 werden die Übungen nochmals kurz erklärt. Ich entdecke bei der fünften Übung einen Atemfehler bei mir. Bei mir? I, bewahre! Bei mir doch nicht! Die Kassette enthält einen Fehler. Das ist viel einfacher (So kann ich wenigstens meinen „alten Stiefel" weitermachen.) Gut. Andererseits übe ich mich schon ein

Weilchen im Betrachten der Dinge um mich herum, ohne sofortige Be- oder Verurteilung. So frage ich mich endlich doch noch: „Ist die auf der Kassette angegebene Folge des Ein- und Ausatmens besser?“ Sie ist! Und es wird jetzt danach weitergeübt. Zum wiederholten Male stelle ich fest: Der Tag ist schlichtweg besser nach diesen Übungen.

Mein Resümee läßt mich lachen: Die Fünf »Tibeter«-Übungen sind wirklich ideal; das Schwierige dabei ist nur die tägliche Überwindung, sie auch auszuführen; denn noch immer verirre ich mich bei der Wahl der sinnvollen Reihenfolge der täglich notwendigen Pflichten.

Neues Nachdenken über ein altes Thema: Der Tag stellt uns 24 Stunden zur Verfügung. Für Schlaf brauche ich fünf Stunden. Rest 19 Stunden. Morgens ca. zwei Stunden für Körperpflege, Umfeld ordnen, Tagesplanung, die Fünf »Tibeter«, Meditation. Rest 17 Stunden. Was läßt mich in unserer Gesellschaft leben? Mein Hobby bzw. meine Arbeit. Als Selbständiger setze ich zwölf Stunden an. Rest fünf Stunden. Enorm! Fünf Stunden Freizeit! Dann wäre doch nach getaner Arbeit soviel zu tun möglich. Oder gar nichts tun? Nur dann erfolgt auch nichts, und wenn nichts erfolgt, gibt es keinen Erfolg! Aber wo ist dann der stets vorgegebene Zeitmangel für die zwanzig Minuten, die den täglichen Kampf mit meinem inneren Kommentator um die Fünf »Tibeter«-Übungen ausmachen?

Ich stehe jedenfalls jeden Morgen wieder um 4.30 Uhr auf und stelle stets aufs neue fest, daß der Tag mit den Fünf »Tibetern« einfach fröhlicher beginnt und letztendlich auch besser gelingt.

*

Ich empfehle die »Tibeter« oft auch als „Hausaufgabe“. Beruflich selbständige Menschen haben meist wenig Zeit für Übungsabende oder ähnliches. Auf eine Viertelstunde Übung zu Hause lassen sie sich aber gerne ein.

Irene Zandanell, Sachbuchautorin („Die besseren Pillen“) und Heilpraktikerin

8
Ein Jungbrunnen? – Die Auswertung eines Phänomens

von *Brigitte Gillessen*

Die Suche nach dem Geheimnis des Jungbrunnens, nach dem Quell der Jugend, hat zu allen Zeiten und in allen Erdteilen immer wieder die Phantasie der Menschen beschäftigt. Dabei ist es allerdings in nur wenigen Fällen zu einem wirklich intensiven Erfahrungsaustausch zwischen den verschiedenen Kulturen gekommen. Bis vor kurzem war beispielsweise bei uns noch wenig bekannt über die umfangreichen Erfahrungen, die in vielen östlichen Ländern mit der Kunst des „langen Lebens" schon seit mehreren tausend Jahren gemacht wurden. Inzwischen ist das Interesse an den verschiedenen fernöstlichen Gesundheitspraktiken und Energie-Übungen merklich gestiegen. Es überrascht daher keineswegs, daß gerade die überaus wirkungsvollen Energie-Riten der Fünf »Tibeter« auch bei uns seit ihrem Bekanntwerden auf eine große Resonanz gestoßen sind.
Da ich in meiner Naturheilpraxis und bei Übungskursen mit den Fünf »Tibetern« im Laufe der Zeit immer wieder die erstaunlichsten Veränderungen bei regelmäßig Übenden feststellen konnte, lage es nahe, einmal über einen längeren Zeitraum die Wirkung dieser Riten systematisch zu erfassen und auszuwerten. Um Energieveränderungen bzw. einen Energiezuwachs messen zu können, bedarf es natürlich geeigneter Meßmethoden; diese werden zu Beginn kurz dargestellt.

Dann folgt eine Reihe von Fallbeispielen, um zu dokumentieren, welche Wirkungen die Fünf »Tibeter« bei verschiedenen Alltagsbeschwerden haben können. Daran schließen sich einige Hinweise zu den Übungen und zur Übungspraxis mit den Fünf »Tibetern« an.

Als ich die Energie-Riten der Fünf »Tibeter« zum ersten Mal selbst ausführte, spürte ich eine erfrischende und aktivierende Wirkung. Da ich persönlich und auch beruflich viel mit Energien arbeite, ist das nichts Außergewöhnliches. Ich fühlte mich mit diesen Übungen jedoch bald so wohl, daß ich beschloß, sie täglich durchzuführen. Ich freute mich über die positiven Ergebnisse und behielt dieses „Geheimnis" zunächst einmal für mich. Nach einiger Zeit bemerkte ich, wie sich langsam, aber sicher, mein Körper zu verändern begann. Die Haut wurde elastischer und glatter, und unerwünschte „Pölsterchen" schmolzen langsam dahin. Auch konnte ich feststellen, wie sich mein Appetit und das Geschmacksempfinden veränderten und besonders der Wunsch nach Süßem fast unbemerkt verschwand.

Der eigentliche Anstoß, die Fünf »Tibeter« in meine praktische Arbeit miteinzubeziehen, kam jedoch mehr „zufällig". Eines Tages besuchte mich eine ältere Dame, die seit fast 25 Jahren an verschiedenen Allergien litt. Da die Anamnese sehr langwierig war und die Dame zu einem bestimmten Zeitpunkt wieder zu Hause sein mußte, blieb für eine erste Behandlung wenig Zeit. Kurz entschlossen zeigte ich ihr die fünf Riten und gab ihr Peter Kelders Buch mit auf den Weg. Etwa eineinhalb Wochen danach rief mich diese Dame wieder an und war ganz begeistert über den Fortschritt, den sie in der Zwischenzeit erreicht hatte. Sie berichtete, sie hätte seit ihrem letzten Besuch täglich die Übungen durchgeführt und es sei ihr zum ersten Mal seit 25 Jahren gelungen, den Teufelskreis von niedrigem Energieniveau, Antriebsmangel und Müdigkeit zu durchbrechen. Dieser begeisterte Anruf gab den eigentlichen Impuls, die fünf Energie-Riten von da ab systematisch in meine praktische Arbeit miteinzubeziehen.

Die Testmethoden

Um Energieveränderungen nachweisen zu können, ist ein Biofeedbacksystem erforderlich, das uns Auskunft geben kann über den jeweiligen Energiezustand des Körpers. Als ein erstaunlich präzises Biofeedbackinstrument, das jederzeit „zur Hand“ ist, hat sich der sogenannte „Muskeltest“ erwiesen. In den frühen sechziger Jahren entdeckte der Chiropraktiker und Kinesiologe Dr. George Goodheart, daß bestimmte Muskeln den einzelnen Energiebahnen (Meridianen) zugeordnet werden können. Es existiert also, so seine Forschungsergebnisse, eine Verbindung zwischen bestimmten Muskeln und den Akupunkturmeridianen und von dort aus auch zu den Organen. Dieser Zusammenhang wird Muskel-Meridian-Organ-Verbindung genannt (s. hierzu: John Thie: „Gesund durch Berühren“*). Der Zustand dieser Muskel-Meridian-Organ-Verbindung läßt sich durch die Veränderung der Muskelkraft beim Muskeltest unmittelbar feststellen. Der Druck, mit dem wir einen Muskel testen, sollte dabei letztlich nur wenige Gramm betragen, während die zu prüfenden Gliedmaßen lediglich gegen den leichten Zug des Testers gehalten werden. Interessant ist, daß, wenn ein Muskel „schwach“ testet, die Testreaktion meist nur 10% schwächer ausfällt im Vergleich zu einem „starken“ Muskeltest. Die Kunst des Muskeltestens besteht also darin, diese Differenz feinfühlig wahrzunehmen. Als weitere Testverfahren haben sich Pendel und Biotensor, auch Einhandrute genannt, bewährt. Beide Meßmethoden sind wissenschaftlich „noch nicht allgemein anerkannt“, bringen aber in der Hand sensitiver Menschen ausgezeichnete Ergebnisse. Der Tester tritt dabei mit der Testperson mental in Verbindung und fragt nach bestimmten Kriterien, wie z. B. nach dem Energiezustand eines Meridians, der Chakras usw. Das Pendel in seiner Hand bzw. der Biotensor schlägt dann je nach Fragestellung (z. B. bei Über- oder Unterenergie) entspre-

* Siehe Literaturempfehlungen am Ende des Buches.

chend aus. Auch mit Hilfe der Elektroakupunktur läßt sich der Energiezustand in den einzelnen Meridianen sehr gut nachweisen. Da das durch die Energieleitbahnen fließende Qi elektromagnetischer Natur ist, kann es an den End- bzw. Anfangspunkten der Meridiane mittels einer Kontaktsonde gemessen werden. Die Wirkung der Fünf »Tibeter« auf das Energiesystem des Körpers läßt sich dann mit Hilfe dieses Meßinstruments sehr präzise aufzeigen.

Die Wirkung der Fünf »Tibeter« auf das Energiesystem

Mit Hilfe einer Checkliste wurden vor und nach den Übungen verschiedene Energiesysteme wie Meridiane, Chakras u.a. getestet. Interessant ist, daß die Übungen immer nur zusammen ihre volle Wirkung entfalten. Es kann auch nicht gesagt werden, daß die eine Übung für diesen Bereich, eine andere Übung für jenen Bereich besonders gute Ergebnisse gebracht hätte. Nachdem die Übungen beendet worden waren, zeigte sich bei allen Testpersonen eine Harmonisierung ihrer Meridiane. Wer also regelmäßig die Fünf »Tibeter« übt, unterstützt damit direkt die Energiebalance der Meridiane. Indirekt hat diese Energiebalance über die Muskel-Meridian-Organ-Verbindung auch eine ausgleichende Wirkung auf das Muskelsystem, die Organe bzw. Drüsen und die ihnen nach der traditionellen chinesischen Medizin zugeordneten Emotionen (s. hierzu Brigitte Gillessen: „Die Kunst der Hara-Massage"). Ähnliches läßt sich für die Chakras sagen, die ja auf der körperlichen Ebene gleichsam die Funktion von Transformatoren feinstofflicher Energien haben. Die Übungen bewirken hier eine Harmonisierung aller Chakras. Da die Chakras die Hormonproduktion der jeweiligen Drüsen anregen, wie Peter Kelder in seinem Buch beschreibt, besteht über die Balance der Chakraenergie auch eine ausgleichende Wirkung auf das gesamte endokrine System.

Der mit der Harmonisierung der verschiedenen Energiesysteme verbundene Abbau von Energieblockaden ist jedoch auch ein langwieriger und nicht selten schmerzhafter Prozeß. Das Auftreten von Schmerzen oder Übelkeit ist meist der entscheidende Grund dafür, daß Übende aufhören, die Energie-Riten zu praktizieren. Aber gerade dann, wenn Energie-Blockaden beginnen sich aufzulösen, sollten wir geduldig mit uns sein und empfindsam wahrnehmen, was im Körper geschieht. Wir sollten uns dann vor Augen führen, daß der Körper nicht von heute auf morgen diese Energieblockaden aufgebaut hat, sondern oft in einem über viele Jahre dauernden Prozeß. Deshalb rate ich allen Teilnehmer/innen an meinen Kursen, *geduldig mit sich selbst* zu sein. Auch unterstützende Maßnahmen wie das Entsäuern des Körpers, Darmreinigungen und eine Nierenanregung (z.B. durch Nierentee oder pflanzliche Mittel) können diesen Prozeß unterstützen und gelöste Schlackenstoffe schneller aus dem Körper ausscheiden.

Die Wirkung der Fünf »Tibeter« bei verschiedenen Alltagsbeschwerden

In diesem Kapitel werden auf der Grundlage der oben genannten Testverfahren verschiedene Alltagsbeschwerden beschrieben, die auf die »Tibeter«-Übungen sehr gut ansprechen. Die folgenden Ausführungen beziehen des weiteren auch Beobachtungen mit ein, die ich über einen Zeitraum von zwei Jahren bei »Tibeter«-Kursen machen konnte.

Migräne

Ein heute häufig auftretendes Krankheitsbild ist die Migräne. Viele Menschen, die unter Migräne leiden, haben mir berichtet, daß Migräneanfälle mit dem täglichen Üben der Fünf »Tibeter« seltener geworden sind oder nach einer gewissen Übungszeit völlig ausblieben. Migräne ist oft ein hormonelles

Problem bzw. eine Stoffwechselimbalance oder eine Reaktion des Körpers auf ein Übermaß an Streß. Wie die Testergebnisse zeigen, kommt es durch die Übungen zu einem Abbau von Spannungszuständen, die Leber wird zu einer verstärkten Entgiftung angeregt und die Darmfunktion entlastet.

Gewichtszunahme/-abnahme

Über- und Untergewicht stehen häufig im Zusammenhang mit einem zu aktiven bzw. zu trägen Stoffwechsel. Von besonderer Bedeutung sind hier die Aktivitäten der Schilddrüse, der Nebennierenrinden und der Leber. Immer wieder erreichen uns Rückmeldungen vom „Schmelzen der Fettpölsterchen". Auch kommt es dabei zu einer Straffung der Haut, und es geschieht – so wird vielfach berichtet – ohne Hungergefühle oder psychischen Streß. Offensichtlich verhelfen die Übungen zu einem ausgewogeneren Stoffwechsel und zu einer Anregung der Leber- und Darmtätigkeit. Das Ergebnis: Der Körper verfügt über mehr Energie, das Hungergefühl normalisiert sich.

Schlafstörungen

Schlafstörungen sind heute weit verbreitet. Dieses Gesundheitsproblem wird oft nicht ernst genommen. Dennoch ist es ein deutliches Signal dafür, daß der Körper sich sogar im Schlaf nicht mehr zu regenerieren vermag. Die mit Schlaflosigkeit verbundenen Symptome verschwinden oft schon nach einer kurzen Übungszeit völlig. Hektik, Streß und Überdrehtheit sind Überenergien, die die Regenerationsfähigkeit des Körpers herabsetzen. Normalerweise laufen alle Organtätigkeiten während des Schlafes wesentlich langsamer ab als am Tag. Der Schlaf ist also die Zeit der Regeneration. Ist eine solche Regeneration nicht mehr möglich, dann können ernsthafte Erkrankungen die Folge sein.

Andererseits ist häufig zu beobachten, daß sich die Regenerationszeit, also die benötigte Schlafzeit, bei regelmäßigem Üben auffallend verkürzt. Ein Teilnehmer eines »Tibeter-Kurses«

berichtete allerdings, daß bei ihm der gegenteilige Effekt eingetreten sei. Nach längerem Nachfragen stellte sich heraus, daß er jahrelang viel zu wenig geschlafen hatte, „um nichts vom Leben zu versäumen". Als er im letzten Urlaub täglich zu üben begann, schlief er nach eigener Aussage fast vier (!) Tage mit kurzen Unterbrechungen durch.

Allergien

Besonders hilfreich sind die Fünf »Tibeter« bei Allergien. Je nach Schweregrad der allergischen Erkrankung ist ein erheblicher Teil der Energiekreisläufe und häufig auch die Gehirnintegration blockiert (s. hierzu Steven Rochlitz: „Die fehlende Dimension Energiebalance").

Das tägliche Üben der Fünf »Tibeter« in Verbindung mit Methoden wie Darmsanierung, Entsäuerung, Diät, Substitution von Vitaminen bzw. Mineralien und Akupunktur hat sich in meiner Praxis als äußerst wirkungsvoll erwiesen. Allergiker leiden häufig unter Energiemangel, Antriebslosigkeit, schlechter Laune bis hin zu Depressionen. Mit den Übungen der Fünf »Tibeter« haben sie ein wirkungsvolles Mittel an der Hand, mit dem sie diesen Teufelskreis durchbrechen können.

Lese-Rechtschreibschwäche (Legasthenie)

Seit einiger Zeit habe ich die Fünf »Tibeter« fest in mein Legasthenie-Programm eingebaut und damit die besten Erfolge erzielt. Obwohl legasthenische Kinder auf zusätzliche Übungen und vermeintliche Belastungen anfangs meist sehr ablehnend reagieren, bemerken sie doch sehr bald die stärkende Wirkung der »Tibeter«-Übungen. Kinder haben ein sehr gutes Gefühl für Energien, und es macht ihnen sichtlich Spaß, die Übungen durchzuführen. Sie können schon ab dem Kindergarten- bzw. Grundschulalter mit den »Tibetern« beginnen. Ich empfehle die Übungen übrigens auch den oft streßgeplagten Müttern dieser Kinder. Je nach Alter des Kindes schlage ich vor, die Übungen morgens vor dem Frühstück 2- bis 3mal zu machen, um so für die Schule fit zu sein. Bei besonders starker Müdigkeit, Konzentrationsschwäche und Lernunlust können die Übungen auch nochmals am Nachmittag vor den Hausaufgaben 2- bis 3mal durchgeführt werden. Das fördert die Konzentrationsfähigkeit, und die Hausaufgaben werden schneller erledigt.

Wechseljahrebeschwerden und Regelstörungen

Das Klimakterium ist eine Zeit großer Umstrukturierungen. Unsicherheiten, Ängste und Stimmungsschwankungen begleiten sie. Zu keinem anderen Zeitpunkt unseres Lebens außer der Pubertät werden wir so von hormonellen Veränderungen beeinflußt. Die Berichte, die ich zu diesem Themenbereich erhalten haben, sind meist überschwenglich und manchmal kaum faßbar. Auch Frauen, die unter Regelstörungen zu leiden haben, berichten von einer heilenden Wirkung der Fünf »Tibeter«. Ein spektakuläres Beispiel ist die Geschichte einer Frau, die seit achtzehn (!) Jahren keine Menstruation mehr gehabt hatte und bei der dann nach einer kurzen Übungszeit die Menses wieder einsetzten.

Haarprobleme

Kleinere Wunder geschehen oft bei Menschen mit Haarproblemen. Die Struktur der Haare, ihre Dichte und Farbe sind Ausdruck der Gesundheit und das Spiegelbild unseres Stoffwechsels. Werden nun der Stoffwechsel und das Hormonsystem positiv aktiviert und harmonisiert, so wirkt sich dies auch auf die Beschaffenheit der Haare aus. Männer im fortgeschrittenen Alter zeigten in verschiedenen Fällen unerwarteten Haarwuchs auf ehedem schon kahlen Stellen. Auch beobachtete ich in meinen Kursen, daß bei einigen Männern graue Haarstellen wieder dunkler wurden.

Hormonelle Imbalancen

Auch Stoffwechselvorgänge – sie sind vorwiegend hormonell gesteuert – sprechen sehr gut auf die Übungen der Fünf »Tibeter« an.

Über die hormonelle Steuerung der Körpervorgänge war bis vor ca. 25 Jahren noch wenig bekannt. Am Ende der fünfziger Jahre war es gelungen, auch kleinste Hormonmengen in Körperflüssigkeiten nachzuweisen. Auch wurden neue, bisher nicht bekannte Hormone in solchen Organsystemen entdeckt, wo man sie bis dahin kaum vermutet hatte, wie z. B. im Gehirn, im Nervensystem oder in der Darmschleimhaut. Hormone sind auch mitverantwortlich für unsere Stimmung und Launen. Deshalb verwundert es mich nicht, wenn ich von Übenden der Fünf »Tibeter« immer wieder höre, daß sie sich ausgeglichener, fröhlicher und auch lebensbejahender fühlen.

„Muntermacher" werden überflüssig

Auffallend viele Übende berichten mir, daß sie bereits nach einer kurzen Übungszeit ihre sonst üblichen „Muntermacher" vergaßen. Plötzlich „vergißt" man das gewohnte Stück Kuchen, oder die auf Vorrat eingekaufte Schokolade bleibt im Schrank tagelang liegen, was vorher nie der Fall war. Der Drang nach Kaffee, Nikotin und Alkohol läßt merklich nach. Kaffeetrinker, die sonst morgens mindestens eine Tasse Kaffee brauchten, um „wach" zu werden, bemerkten, wie die Übungen den Kreislauf so gut in Schwung brachten, daß der „Muntermacher am Morgen" völlig überflüssig wurde. Die aufmunternde Wirkung des Kaffees ist ohnehin nicht unproblematisch, kommt sie doch durch eine Alarmreaktion des Körpers zustande, bei der die Hormonproduktion der Nebennierenrinde sowie Schilddrüse und Nervensystem stark stimuliert werden. Ähnliches gilt für Süßigkeiten, die zwar vorübergehend einen Energieschub bringen, langfristig jedoch Bauchspeicheldrüse und Leber stark belasten. Bekommt der Körper nun über andere Kanäle genügend Energie, wie dies durch die Fünf »Tibeter« geschieht, so erübrigen sich offensichtlich die sonst üblichen Stimulanzien. Gleiches läßt sich auch für Alkohol und Nikotin sagen. Alkohol bringt, in bestimmten Mengen genossen, vorübergehend das Gefühl der Entspannung, und auch das Rauchen von Zigaretten kann dies bewirken. Aber tatsächlich ist diese Entspannung im Vergleich zur Wirkung der Fünf »Tibeter« nur von kurzer Dauer, ganz abgesehen von der nicht unproblematischen Wirkung dieser Stimulanzien auf das Organsystem.

Die Stärkung des seelischen „Immunsystems"

Von den alten Römern stammt der Satz, wonach ein gesunder Geist in einem gesunden Körper wohnt. Die in diesem Ausspruch implizit beschriebene Entwicklung von der körperlichen zur geistigen und spirituellen Gesundung läßt sich auch auf die Fünf »Tibeter« übertragen.

Die gegenseitige Bedingung von Körper und Geist zeigt sich ja sehr schön darin, daß der Geist, der gern in einem gesunden Körper wohnt, wie immer, den Anfang machen muß – durch den impulsgebenden Entschluß, aktiv etwas zur Gesunderhaltung oder Gesundwerdung (Gesundung) des Körpers zu unternehmen.

Die Stärkung des seelischen „Immunsystems" bewirkt dann, daß Eindrücke vielfach besser verarbeitet werden und die Betreffenden sich nicht mehr so leicht genervt oder gestreßt fühlen. Selbst im größten Einkaufsgewühl bleibt man ruhig und gelassen. Der Lärm der Welt dringt nicht mehr so tief in das „Nervenkostüm" ein. Die Launen des Chefs werden nicht mehr als so tragisch empfunden, selbst eine aufregende Kinderparty verliert ihren Schrecken. Die Klarheit und die innere Stärke, die sich im Laufe der Zeit entwickeln, strahlen auf die Mitmenschen aus, und diese reagieren darauf. Vielleicht ist in diesem Zusammenhang noch interessant, daß mir eine Frau berichtete, ihre Beziehungsprobleme seien nicht mehr so „heiß". Es gelinge ihr jetzt deutlich besser, damit umzugehen.

Auch im Rahmen einer Psychotherapie haben sich die Übungen der Fünf »Tibeter« als zusätzliche Unterstützung bewährt. Sie beschleunigen den seelischen Klärungsprozeß und geben – so wird berichtet – die Kraft, Dinge anzuschauen und zu verarbeiten, die bislang vielleicht zu erdrückend schienen.

Anmerkungen zu einigen Aspekten der »Tibeter«-Übungen

Anmerkungen zur ersten Übung (Drehübung)
Der menschliche Körper steht – wie alle Lebewesen auf der Erde – in einem Spannungsfeld von Erdmagnetismus und kosmischen Kräften. Über das Scheitelchakra strömt die kosmische Energie in den Körper ein und vereinigt sich in der Körpermitte, im „Meer der elektromagnetischen Kraft", ein anderer Ausdruck für das Hara, mit der Energie der Erde.
Die vom Himmel kommende Kraft folgt dem Bewegungsmuster einer sich zusammenziehenden, gegen den Uhrzeigersinn gerichteten Spirale. Die Erdkraft folgt dem Bewegungsmuster einer sich im Uhrzeigersinn ausdehnenden Spirale. Beide begegnen sich in der Körpermitte und laden sie mit elektromagnetischer Kraft auf. Die sich zusammenziehende Himmelskraft und die sich ausdehnende Erdkraft bilden auch einen elektromagnetischen Schwingungsstrom, der vertikal durch den Körper verläuft. Die Bereiche, in denen diese beiden spiralförmig angeordneten Kräfte zusammentreffen und wo Aufladungen stattfinden, werden Chakras genannt.
Durch die nach rechts drehende Bewegung im Uhrzeigersinn zu Beginn der Energie-Riten der Fünf »Tibeter« verstärken wir den Energiefluß von der Erde in den Körper, stärken unser „Erd-Zentrum" und bleiben voll bewußt im Hier und Jetzt. Eine Linksdrehung entgegen dem Uhrzeigersinn bewirkt im Gegensatz dazu ein „Austreten" des Bewußtseins in den Kosmos. Eine solche Drehbewegung entgegen dem Uhrzeigersinn führen z. B. auch die „tanzenden Derwische" durch, um in einem Trancezustand Kontakt mit den kosmischen Energien aufnehmen zu können.
Treten bei der nach rechts drehenden Bewegung der Fünf »Tibeter« Schwindelgefühle oder Unwohlsein auf, so ist dies ein Hinweis darauf, daß die Erdmitte im Körper blockiert ist.

Es hat sich dann als sehr wirkungsvoll herausgestellt, wenn die Übenden, bevor sie mit der Drehübung beginnen, ihr Hara, also einen Bereich drei Fingerbreit unter dem Nabel, spürsam wahrnehmen und mit ihrem Bewußtsein für einige Zeit dort bleiben. Zur Unterstützung legen sie die Hände übereinander auf das Hara. Danach sollten sie sich ganz langsam zwei- bis dreimal nach rechts drehen. Die Anzahl der Drehungen kann dann im Laufe der Zeit nach und nach erhöht werden.

Die besondere Bedeutung der Hals-Nacken-Partie in den Fünf »Tibetern«

Bei einer genaueren Betrachtung des Übungsablaufs der Fünf »Tibeter« zeigt sich, daß insbesondere Hals und Nacken in jeder Übung angesprochen werden.* Dafür gibt es gute Gründe: Aus der Sicht der traditionellen chinesischen Medizin ist die Durchlässigkeit bzw. Verfestigung des Hals-Nackenbereichs ein wichtiger Indikator für den Alterungsprozeß. Hals und Nacken stellen einen gewissen natürlichen „Engpaß" dar. Engpässe haben immer die Tendenz, im Laufe der Zeit zu verschlacken. Wenn die „Last der Jahre" auf den Schultern ruht, kann oft nur noch ein dünnes „Rinnsal" an Energie den Kopf erreichen. Die Blutzufuhr zum Gehirn und auch die Arbeit des Lymphsystems, das für den Abtransport der Schlackstoffe verantwortlich ist, läßt im Laufe des Alterungsprozesses „normalerweise" nach. Genau hier setzen die sanften Dehnbewegungen des Halses und des Nackens an. Sie stimulieren dabei nicht nur den Hals-Nacken-Bereich, sondern regen auch die Fließgeschwindigkeit der Gehirnrückenmarksflüssigkeit an. Die in dieser Flüssigkeit enthaltenen Substanzen sind von großer Bedeutung, denn sie versorgen in einer Pumpbewegung insbesondere das Gehirn mit wichtigen Nährstoffen.

* Das gilt für die erste Übung jedoch nur dann, wenn der auf Seite 30 in den Fünf »Tibetern« beschriebene Kniff, den auch Tänzer und Eiskunstläufer verwenden, zur Anwendung kommt.

Die sechste Übung

Die meisten Einführungsabende zum Thema: Fünf »Tibeter« laufen nach einem ähnlichen Muster ab. Ich erkläre die Hintergründe, wir machen die Übungen und besprechen anschließend noch etwaige Unklarheiten. Dann wird es langsam ruhiger, bis irgend jemand die Frage stellt: „Was ist aber mit der sechsten Übung?" „Warum wird mit dieser Übung so vorsichtig umgegangen?"

In unserem Kulturkreis wurde immer wieder eine strikte Trennung zwischen Spiritualität und Sexualität vorgenommen. Spiritualität und Sexualität im täglichen Leben miteinander zu verbinden schien oft undenkbar. Heute wird jedoch sichtbar, daß sich diese beiden Positionen aufeinanderzubewegen. Die Sexualität gehört zum Körper, und es hat sich immer wieder schmerzlich gezeigt, daß jede Unterdrückung gegen die Natur des Menschen verstößt. Auch zur spirituellen Entwicklung gehört eine gewisse Leidenschaft, die die Kraft zur Suche nach dem Höchsten gibt und sie vorantreibt.

Die in Peter Kelders Buch durch den alten Colonel Bradford vertretene Haltung, die Spiritualität und gelebte Sexualität als unvereinbar präsentiert, erklärt sich sicher auch aus der Sorge des Autors, nicht zuviel unkontrollierte Energien bei den (unvorbereiteten) Lesern freizusetzen. Ich nehme an, Peter Kelder vertraute darauf, daß diejenigen, die reif dafür sind, zum richtigen Zeitpunkt den richtigen Schritt tun – ungeachtet des Colonels Warnungen. Dies war wohl auch das Motiv der Herausgeber der vorliegenden modernen Kelder-Ausgabe, trotz eines sich wandelnden Verständnisses, diesen Teil grundsätzlich in seiner Originalfassung zu belassen.

Um die sechste Übung auszuführen, empfehle ich, erst einmal einige Wochen oder Monate die Fünf »Tibeter« regelmäßig zu üben, damit der Körper gereinigt ist und genug ausbalanciert wird. Dann kann man vorsichtig und mit klarem Bewußtsein für die hohe Energie, die dabei frei wird, mit der sechsten Übung beginnen. Bei dieser Übung wird die Kundalini-Energie aktiviert, also die göttliche Schöpferenergie. Dies sollte jedem bewußt werden, der damit umgeht. Ich appelliere immer an die Eigenverantwortlichkeit derjenigen, die sich auf diese Übung einlassen. Bloße Befriedigung der Neugierde ist nicht die beste Motivation für diese sechste Übung. Wie mir einige Teilnehmer/innen berichteten, erfährt die Sexualität für sie durch diese Übung eine Verfeinerung und eine Vergeistigung. Umgekehrt ist festzustellen: die sechste Übung kann ohne weiteres auch in Zeiten sexueller Abstinenz geübt werden, ohne daß dadurch das sexuelle Bedürfnis in der Zeit danach in irgendeiner Form beeinträchtigt ist.

Hinweise für die Übungspraxis

Aufgrund der Erfahrungen in meinen bisherigen »Tibeter«-Kursen möchte ich noch folgende Hinweise geben:

Immer wieder konnte ich feststellen, daß die Übungen noch allzuoft wie zu „Turnvater Jahns Zeiten" durchgeführt werden. Wie Peter Kelder jedoch deutlich hervorhebt, handelt es sich hier um Energie-Riten, und diese geben den Fünf »Tibetern« einen eindeutig *besinnlichen und meditativen Charakter.*

Ein weiterer Punkt: Viele Menschen sind bestrebt, die Übungen sofort perfekt, wie im Buch dargestellt, nachzumachen. Dabei wird der Körper leicht überfordert. Es ist deshalb ganz wichtig bei den Übungen, den *Atem als Zeitmaß* zu nehmen. Der Atem sollte sanft und leicht sein. Als Hilfestellung gebe ich dabei das Bild einer Rose, die Sie vor sich haben: Stellen Sie sich vor, Sie riechen an einer wunderschönen, lieblich duftenden Rose. Ihr Atem wird dabei sanft und genüßlich in die Nase eingesogen... Und genauso sollte der Atem sein, wenn Sie die Riten ausführen!

Ein anderer Aspekt: Wir reagieren tatsächlich sehr unterschiedlich auf die Fünf »Tibeter«. Es gibt Menschen, die übersensibel reagieren, und schließlich solche, die träge reagieren. Je nach Grad der Reaktionsfähigkeit werden die Fünf »Tibeter« unterschiedlich erfahren. Menschen, die *überhaupt keine Veränderung* oder Verbesserungen feststellen, sollten sich mit einem Arzt oder Heilpraktiker in Verbindung setzen. Möglicherweise sind die Ausscheidungsorgane Nieren, Darm und Leber stark verschlackt bzw. der Organismus übersäuert, was zu einer Beeinträchtigung der Energieströme (z. B. Meridiane, Chakras) im Körper führt. Vielfach hat sich hier auch die Anwendung von Blütenessenzen (Bachblüten, Kalifornische und Perelandra-Essenzen) bewährt. Siehe auch den Beitrag: „Wenn unerwünschte Wirkungen auftreten".

Oft wird auch mit zu großem Eifer vorgegangen. Ohne Rücksicht auf das eigene Wohlbefinden werden die Übungen jede Woche gesteigert, um möglichst bald die maximale Zahl 21 zu erreichen. Die Anzahl der Übungen, mit der sich eine Person wohl fühlt, kann jedoch genausogut schon bei 15 liegen. Viele Menschen, die ich befragt habe, nannten die Zahl 9. Wenn die Grenze des eigenen Wohlbefindens überschritten wird, können die positiven Wirkungen sehr leicht in ihr Gegenteil umschlagen: *Spannungszustände* treten auf, oder es macht sich ein *Gefühl des Überdrehtseins* bemerkbar. Dies ist sicher nicht Sinn und Zweck dieser Übungen. Horchen Sie in sich hinein, achten Sie auf die Reaktionen des Körpers, nehmen Sie spürsam wahr, wie Sie sich fühlen, und seien Sie geduldig mit sich. Denken Sie immer daran: Die Übungen der Fünf »Tibeter« sollen kein Leistungssport werden: Es sind Energie-Riten! Mit dieser Einstellung lassen sich viele Fehler vermeiden.

Zum Schluß noch ein Hinweis darauf, wann die Fünf »Tibeter« nicht durchgeführt werden sollten. Grundsätzlich gilt: Wir sollten nur dann üben, *wenn wir uns gesund fühlen*. Kleinere Unpäßlichkeiten können vernachlässigt werden, aber bei Krankheiten, bei denen Fieber eintritt, sollten die Übungen unterbrochen werden. Das gleiche gilt natürlich auch für die Zeit nach chirurgischen Eingriffen und für starke gesundheitliche Einschränkungen durch das Herz-Kreislauf-System. Schwangere Frauen sollten mit den Übungen sehr vorsichtig umgehen. Wenn Schwangere schon in einem körperlich guten Zustand sind und bisher Yoga oder Gymnastik betrieben haben, so bestehen keine Bedenken, die Übungen in der Frühschwangerschaft durchzuführen, solange sie sich wohl fühlen und die körperliche Situation es zuläßt. In der Spätschwangerschaft empfiehlt es sich für die meisten Frauen, nur noch die Drehübung, und zwar langsam, durchzuführen.

Die Fünf »Tibeter« als spirituelle Geburtshelfer

Aus Beobachtungen der Astrologen wissen wir, daß jeder Planet einen bestimmten Charakter, eine Prägung, besitzt, die unser Leben auf der Erde beeinflußt, anregt oder belastet. In diesem kosmischen Organismus ist die Erde der Planet mit der niedrigsten Schwingungsfrequenz. Bedingt durch die neue Konstellation des Übergangs vom Zeitalter der Fische in das Zeitalter des Wassermanns erhöht sich die Schwingungsfrequenz der Erde. Sehen wir unser Sonnensystem nicht nur als Ansammlung verschiedener Sterne und Planeten, sondern als einen Energiekörper, so können wir diese Frequenzerhöhung auch als einen Entwicklungsschritt, einen Reifeprozeß, verstehen.

Zu diesem Reifeprozeß tragen auch die Fünf »Tibeter« bei. Sie gehören mit zu den spirituellen „Geburtshelfern" des neuen Wassermann-Zeitalters, denn durch die Reinigung und Heilung alter Blockierungen mit Hilfe der Fünf »Tibeter« werden unsere Energietransformatoren, die Chakras, durchlässiger für neue, stärkere Kräfte aus dem Kosmos (s. auch den Beitrag: „Die neuen Energien" von Dorothea und Gernot Brückner). Unser gesamtes Energiepotential wird angehoben und – wie oben im Kosmos, so unten auf der Erde – bringt dieser Reifungsprozeß neue Schwingungsmuster hervor. Es entsteht ein inneres Leuchten, das ansteckt. Wer das Geheimnis der Fünf »Tibeter« an sich selbst erfahren hat, trägt dieses Wissen weiter und begeistert damit andere. So haben innerhalb einer erstaunlich kurzen Zeit seit Erscheinen des Buches von Peter Kelder Zehntausende von regelmäßig Übenden erstaunliche und oft wundersame Erfahrungen gemacht: Mikrokosmos und Makrokosmos kommen sich näher.

*

Ich verordne meinen Patienten die Fünf »Tibeter« mit der Bitte, behutsam mit den Übungen umzugehen, damit keine Überreaktionen geschehen. Ich selbst erlebe durch das regelmäßige Üben der »Tibeter« eine Stärkung meines Kräftepotentials, die Schwingungen werden höher.

Dr. med. G. Messerer, Steingaden

Ich empfehle die Übungen vielen meiner Patienten und erhalte sehr häufig positive Rückmeldungen. In meinem Praxiszimmer hängt ein Poster mit der Übungsfolge der Fünf »Tibeter«.

Dr. med. U. Fuchs, München

Die Fünf »Tibeter« bilden für meine Arbeit in der Naturheilpraxis einen wichtigen Eckstein. Die leichten Übungen sind Teil meines Programms, das durch Musik, Meditation, Körperübungen wirkt.

Der Mensch ist so jung, wie seine Chakras sind. Wir wissen, daß ein reines Chakra sich in schnellen Wirbeln dreht und daß ein verschlacktes Chakra verkümmert und somit Krankheit auslöst. Dieses Wissen kommt auch in den Fünf »Tibetern« zum Ausdruck.

Wir sind heute in der Lage, in der Praxis in kurzer Zeit festzustellen, welches Chakra wie hoch belastet ist. Die Hochpotenzen bestimmter Ingredienzien wirken sich positiv auf die Reinigung der Chakras aus, so daß eine Heilung stattfindet. Wir verstehen hier den Menschen in seiner gesamten Wesenheit, führen ihn über die genannten Wege. So kommt er in Einklang mit dem Universum und den kosmischen Gesetzen - er wird geheilt, weil geheiligt. (Das ist entschieden mehr, als nur gesund zu werden).

Ich bin dankbar, daß ich die Fünf »Tibeter« kennenlernte. Hier bietet sich für viele ein Weg an, Selbstheilung zu betreiben.

Joseph Tenspolde-Sandelan, Koblenz

9
Das nicht Meßbare meßbar machen – radiästhetische Untersuchungen

von *Hans-Joachim Bitterhof*

Von Haus aus bin ich kein sportlicher Mensch, ich arbeite gerne „wissenschaftlich" und möchte meine Erfahrungen, auf welchem Gebiet auch immer, „meßbar" machen.
Aufgrund einer jahrelangen Erkrankung meiner Frau, der schulmedizinisch und auch naturheilkundlich nicht geholfen werden konnte, beschäftige ich mich seit einigen Jahren mit einer weiterentwickelten Form der Radiästhesie.
Als ich 1990 dem Buch Die Fünf »Tibeter« begegnete und diese Übungen zu praktizieren begann, wollte ich für mich prüfen, ob die Übungen nun auch ein „objektives" Ergebnis brachten, außer dem subjektiven des Sichbesserfühlens.
An dieser Stelle möchte ich zur Erklärung meines „Wissensdurstes" einfügen, daß ich mich seit über zwanzig Jahren mit praktischer Psychologie, Metaphysik, Meditation, Numerologie und gesunder Ernährung beschäftige. Sicher habe ich mich nicht mit allen Themen zugleich beschäftigt, sondern ein Gebiet ergab sich aus dem anderen, immer aus der Fragestellung: Was macht Gesundheit aus, und wodurch entsteht Krankheit?
Beim Studium vieler Bücher, vor allem im Bereich des Feinstofflichen, empfand ich es stets als Mangel, daß es keine Möglichkeit des meßbaren Nachweises gab, ich war immer auf den Glauben an den Autor angewiesen. Durch das Üben der Fünf »Tibeter« konnte ich nun anhand einer Antenne nach-

messen, daß allein schon durch den ersten Ritus alle sieben Chakras oder Energiezentren aktiviert werden, das heißt, daß die erste Übung die Grundübung ist und die anderen vier Übungen speziell eine Aktivierung bzw. Stabilisierung der einzelnen Chakras bewirken.
In dem Buch Die Fünf »Tibeter« wird auf den Seiten 27 - 29 der Zusammenhang zwischen den einzelnen Chakras und den sieben endokrinen Drüsen genau beschrieben. Diese stehen wiederum in Zusammenhang mit den einzelnen Körperorganen in ihrer jeweiligen Umgebung. Den einzelnen Körperorganen werden schließlich bestimmte Denkmuster zugeordnet, wie sie wohl am besten beschrieben sind in dem Buch von Louise L. Hay „Heile Deinen Körper".* So schließt sich der Kreislauf von Geist und Körper, und hier zeigt sich die doppelte Wirkung der Fünf »Tibeter«.
Wenn es gelingt die sieben Chakras durch diese einfachen Übungen zu aktivieren, wird über das Endokrinum eine belebende Wirkung auf die Körperorgane erreicht und gleichzeitig eine Lösung der energetischen Blockaden über das Nervensystem auf die Psyche. Nach meiner Erfahrung, sowohl bei mir selbst als auch an vielen anderen Menschen, die ich testen konnte, ist das dritte Chakra das am häufigsten blokkierte.
Das dritte Chakra steht bekanntlich mit der Bauchspeicheldrüse in Verbindung und diese wiederum mit der Leber als Stoffwechsel- und Entgiftungsorgan des Körpers.
Aber das dritte Chakra ist auch der Sitz von Gefühlen, die wir bewußt oder unbewußt unterdrückt haben oder noch unterdrücken. Durch die Unterdrückung dieser Gefühle wird die Aktivität der Chakras blockiert, damit auch die Funktion der endokrinen Drüsen, und unser physischer Körper wird langsam, aber stetig vergiftet. An diesem Beispiel läßt sich sehr deutlich die Wechselbeziehung zwischen Geist und Körper erkennen, und ich muß gestehen, daß ich kein Übungspro-

* Siehe Literaturempfehlungen am Ende des Buches.

gramm kenne, das auf eine so einfache Weise solch umfassende Wirkungen erzielt.
Dies soll nun aber auch wieder nicht heißen, daß ich die Fünf »Tibeter« als Allheil- und Wundermittel anpreisen möchte. Nach dem, was wir heute wissen, gibt es gar kein Patentrezept, und es wird wohl auch nie eines geben. Wir sollten unser Leben als ein wundervolles Zusammenwirken vieler Faktoren sehen. Dies lehren uns übrigens auch die Lehrer und Meister aller Zeiten.
Die erleuchteten Meister sind immer auch sehr praktische Menschen und halten uns dazu an, uns auf natürliche Weise zu ernähren, uns vernünftig zu kleiden, uns einen gesunden Lebensraum zu schaffen und vor allem uns in einem harmonischen, friedvollen, liebevollen und lebensbejahenden Denken zu üben.
Alle Techniken und Übungen können dazu nur eine Unterstützung sein. Wenn wir wieder zu unserem wahren göttlichen Wesen, das jeder Mensch als Potential in sich verborgen hat, erwachen, werden alle Bemühungen um Hilfe von außen enden.

*

Die Übungen sind für mich eine Hinführung zur Stille. Manchmal verbinde ich die großen Arkana aus dem Tarot mit den Fünf »Tibetern«, angefangen vom „Magier" bis zum „Universum". Es beginnt mit der ersten Übung der Fünf »Tibeter«, dann langsam bei jeder Drehung eine andere Karte. Es ist wie einen Weg gehen mit äußerster Konzentration - Schritt für Schritt, Bild für Bild, gleichsam eine Vertiefung in den mentalen Lebensbereich. Das Aufblitzen der Bildelemente wirkt dabei hoch energetisierend, und die Konzentration auf die Reihenfolge der Bilder führt zu einer tiefen Zentrierung.

Bodhigyan G. Ziegler, Autor von „Tarot – Spiegel der Seele" und „Tarot – Spiegel der Beziehungen". Gruppenleiter und Trainer in humanistischer und spiritueller Bewußtseinsarbeit.

10
Auf Farbfolien gespeichert: die Schwingung der »Tibeter«

von *Christine Brellocks*

Eine weitere Möglichkeit, das Energiesystem des Körpers zu harmonisieren, so wie es mit den Übungen der Fünf »Tibeter« erreicht wird, besteht in der Anwendung von Farbfolien.
Bei der Arbeit mit Farbfolien wird eine Information, d.h. ein Energiemuster oder -impuls, auf die Ebene der Farben übertragen und in einer Folie mit einer ganz bestimmten Farbsequenz festgehalten. Die Farbe, d.h. der Energieimpuls, der von der Folie abgegeben wird, kann genau auf dieser Ebene den Körper wieder zu der Eigenschwingung anregen, die er braucht und die entweder verlangsamt oder ganz zum Stillstand gekommen ist.
Zu den Fünf »Tibetern« existieren im Moment sechs verschiedene Farbfolien, eine, die das Energiemuster aller fünf Übungen beinhaltet, und fünf weitere für jede einzelne Übung. Sie stellen eine Ergänzung zu den Übungen dar und sind vor allem in dem Moment wichtig, wo eine oder mehrere Übungen nicht ausgeführt werden können. So besteht die Möglichkeit, im Falle einer Krankheit den erreichten energetischen Zustand weitestgehend durch die Verwendung der Folien zu erhalten und den Gesundungsprozeß zu unterstützen. Oder es kann eine Übung, die im Moment oder für längere Zeit nicht durchführbar ist, durch das Tragen der entsprechenden Folie ersetzt werden.
Es hat sich gezeigt, daß es bei der Verwendung der Farbfolien sowie bei den Übungen zu einer Harmonisierung des Wärme-

haushaltes kommt. In der kinesiologischen Meridianbalance äußert sich ihre Wirkung in einer Stabilisierung des energetischen Zustandes der Meridiane. In allgemeinen Belastungszeiten hat sich die Verwendung der Folien zur Unterstützung sehr bewährt. Außerdem habe ich festgestellt, daß sowohl die Übungen als auch die Folien in Zeiten starker persönlicher Entwicklung einen Impuls geben. D.h., sie unterstützen die Entwicklung so, daß die Bereitschaft angehoben wird, sich mit Blockaden und den damit verbundenen Schmerzpunkten bewußt zu konfrontieren und diese aufzulösen. Bei einer auf ein spezielles Thema ausgerichteten Auflösungsarbeit scheinen sie eine ähnliche Katalysatorwirkung wie die kalifornische Blütenessenz Cayenne zu entwickeln und den Prozeß damit auszurichten und zu beschleunigen. Außerdem hat sich gezeigt, daß nicht bei jedem ständig die volle Anzahl von 21 Wiederholungen pro Übung notwendig ist, sondern daß dies variieren kann. Beispielsweise ist für eine bestimmte Person die Anzahl von 13mal pro Übung im Normalfall ideal. Setzt dann eine stärkere Entwicklung ein, so kann die Anzahl der erforderlichen Durchführungen jeden Tag um zwei ansteigen, um dann, wenn der Prozeß im Fließen ist, auf 13mal pro Übung zurückzugehen. Es gibt auch erfahrungsgemäß immer wieder Phasen, in denen die Übungen oder Folien nicht erforderlich sind.

In der Anwendung haben sich die Farbfolien als sehr gute Möglichkeit zum Einstieg in die Übungen erwiesen. Dabei werden zuerst die Folien über einen gewissen Zeitraum verwendet, danach geht man zu den Übungen über. Für die Benutzung der Folien gibt es verschiedene Möglichkeiten. Es hat sich in der Regel als optimal herausgestellt, die Folien nachts unter das Kopfkissen zu legen und in dem Energiefeld zu schlafen. In Belastungszeiten können sie zusätzlich tagsüber am Körper getragen werden. Geeignet hierfür sind insbesondere X-Film-Farbfolien. Die Folien sollten nur im Rahmen einer Behandlung durch eine zur Ausübung von Heilberufen zugelassenen Person eingesetzt werden.

11
Ist das alles nur ein „Zufall“?

von *Bodo Baginski*

Über viele Monate hinweg beobachtete ich ein Buch in den Esoterik-Bestsellerlisten, das gemeinsam mit unserem „Chakra-Handbuch“ immer wieder die ersten Plätze belegte. Sein Titel, „Die Fünf »Tibeter«“, sagte mir zunächst nicht viel über den Inhalt dieses Buches. Eigentlich dachte ich dabei eher an fünf herausragende Persönlichkeiten Tibets. Da sich dieses Buch aber so wahnsinnig gut verkaufte, wurde ich immer neugieriger, worüber es denn nun wirklich zu berichten hatte.

Ich muß zugeben, ein großartiger Bücherleser war ich noch nie; wenn ich mich dennoch entschließe ein Buch zu lesen, dann erwarte ich wirklich etwas Außergewöhnliches. Es kam mir sehr entgegen, daß das Buch ganze 75 Seiten hat, gibt es für mich doch nichts Unangenehmeres als langatmige Bücher, deren Autoren es immer wieder verstehen, mit vielen Worten wenig Inhalt zu verpacken.

An einem Abend hatte ich das Buch durchgelesen. Einerseits hat mich sein Inhalt geradezu begeistert, ja wirklich gefesselt, andererseits – und da ging es sicherlich vielen Lesern so wie mir – erschien mir die ganze Sache ein wenig zu einfach. Eigentlich bin ich nicht grundsätzlich gegen einfache Konzepte, auch in unseren Büchern zeigten wir ja immer wieder auf, daß nicht selten einfachste Methoden in der Praxis einen durchschlagenden Effekt haben können. Meine Skepsis lag wohl eher darin begründet, daß ich die praktische Seite, bzw. die Auswirkung der Fünf »Tibeter« persönlich nicht kannte. Mir blieb also nichts anderes übrig, als mit den Übungen zu beginnen, um selbst beurteilen zu können, ob wirklich etwas daran sei. Wenn ich etwas anfange, dann in aller Regel sehr gründlich. So auch hier, beim Testen der Fünf »Tibeter«. Zunächst setzte ich alle Übungen, Meditationen und sonstige Techniken für eine Woche aus, um sozusagen auf mein „Normallevel" zu kommen, denn nur vom Zustand völliger Normalität aus läßt sich ja erkennen, was wie wirkt. Danach begann ich also mit den im Buch recht gut und eindeutig beschriebenen Übungen. Nach den ersten Unsicherheiten klappte es sehr gut, und ich steigerte gemäß der Anleitung die tägliche Anzahl der Übungen. Obwohl mir nicht eindeutig klar war, was nun die eigentliche Wirkung der Übungen ausmachte, war eine auffallend positive Reaktion zu verzeichnen. Bereits in der ersten Woche spürte ich eine zunehmende Vitalität, ich war wacher, strahlender, zufriedener, leistungsstärker – ja rundum glücklicher. Ich muß zugeben, daß ich dies zunächst nicht auf die Übungen zurückführte, sondern eher auf eine besondere astrologische Konstellation. Es ging mir wirklich dermaßen vorzüglich, daß ich die Übungen nach drei Wochen wieder absetzte. Ich war der festen Überzeugung, „besser kann man sich sowieso nicht fühlen"!

Dann holte mich jedoch schon nach wenigen Tagen eine eher entgegengesetzte Stimmung ein, meine Vitalität und Lebensfreude ließen deutlich nach. Hatte diese positive Zeit wirklich mit den Fünf »Tibetern« zu tun, oder war das alles nur ein „Zufall", ein Zusammentreffen besonders günstiger Bedingungen?

So unternahm ich also meinen zweiten Versuch. Wieder begann ich ganz von vorne mit den Übungen. Bereits nach wenigen Tagen erreichte ich erneut den zuvor erlebten optimalen Zustand, den ich auch von der Meditation (TM), Reiki oder der Edelsteintherapie her kenne. Es ging mir wirklich in jeder Beziehung außerordentlich gut, überhaupt war jetzt alles in meinem Leben in Ordnung. Ich glitt dahin im Strom der

inneren und äußeren Harmonie. Alles ist soft, nur noch Einverstandensein – was braucht es mehr?
Nach einigen Wochen kam mir jedoch erneut der Gedanke, daß dies alles eventuell gar nichts mit den Fünf »Tibetern« zu tun habe, ja daß es mir eigentlich schon immer so gut ging. Mich beschlich der Gedanke, daß vielleicht der Zusammenhang meiner inneren Harmonie mit diesen Übungen gar nur ein Produkt meiner Vorstellung sei. Womöglich geht es mir sowieso immer so gut!? Ich mußte laut lachen, was hatte ich mir da nur eingebildet? Also setzte ich die Übungen, die Fünf »Tibeter«, wieder ab. Überhaupt war ich dermaßen kreativ, tatenkräftig und aktiv, daß mir fast schon die Zeit zu den Übungen fehlte. Mir schien, als ginge alles wie von selbst.
Ich mochte es mir kaum eingestehen, doch bereits nach einigen Tagen rutschte ich tatsächlich erneut auf einen recht abgeflachten Daseinslevel. Nicht daß es mir schlechtging, aber eben gerade so einigermaßen, und das genügt mir in der Regel nicht.
Nun aber wollte ich es genau wissen. Zusammen mit einigen Freunden startete ich eine Versuchsreihe, in der wir mittels kinesiologischer Muskeltests* die Wirkung der Fünf »Tibeter« systematisch überprüften. Wir testeten dabei 8 Personen, (4 Frauen, 3 Männer, 1 Kind), ohne daß diese Versuchsgruppe genau wußte, worum es bei diesen Tests eigentlich ging. In allen Fällen überprüften wir den allgemeinbefindlichen Zustand sowie den energetischen Zustand der einzelnen Chakren** vor und nach der Durchführung der Fünf »Tibeter«. Dabei führten wir die Testreihe an diesen Personen viermal innerhalb eines Monats durch, um zu wirklich eindeutigen Ergebnissen zu kommen. Alle Überprüfungen ergaben ohne Ausnahme, daß sich der energetische Allgemeinzustand sowie die Funktion der einzelnen Chakras erheblich verbessert hatten, ja häufig sogar den Optimalzustand erreichten. Uns wurde jedoch auch klar, daß es sich tatsächlich empfiehlt, diese Übungen zweimal täglich zu praktizieren, um den größten Nutzen daraus zu ziehen. Unsere Testergebnisse waren dermaßen beeindruk-

kend, daß hernach alle Teilnehmer dieser Untersuchung spontan regelmäßig mit den Übungen fortfuhren.
Selbstverständlich fing auch ich erneut mit den Fünf »Tibetern« an. Auch diesmal kam ich wieder recht schnell auf ein Energieniveau, wie ich es gerne allen Menschen wünschen würde. Es ist wirklich erhebend und begeisternd, sich innerlich in Hochstimmung zu fühlen, dazu so einfach! Natürlich weiß ich nicht, ob tatsächlich alle Menschen so reagieren, wie unsere Testgruppe und ich selbst, jedoch hörte ich bereits von ähnlichen Erfahrungen bei anderen, die diese Übungen regelmäßig praktizieren.
Im übrigen besteht auch kein begründeter Anlaß, nun plötzlich alle bereits bewährten Systeme und Übungen, welche uns vertraut sein mögen, fallenzulassen. In den allermeisten Fällen werden die Fünf »Tibeter« eine überaus günstige und wirkungsvolle Ergänzung bereits bekannter Methoden darstellen.
Was die Hoffnungen bezüglich der gesteigerten Lebenserwartung oder gar Unsterblichkeit betrifft – nun, da können wir nur gespannt sein, was sich da entwickelt. „Mutter Natur" wird hier gewiß den richtigen Verlauf der Dinge steuern. Naturgesetze jedoch sind, wie wir heute wissen, tatsächlich veränderlich. Warten wir's also ab.
Ganz sicher wird auch die herkömmliche Medizin schon bald die große Bedeutung der Harmonisierung und Vitalisierung der Chakras, jener lebenswichtigen Zentralpunkte unserer Gesundheit, entdecken und sie dann selbstverständlich auf der Grundlage *langjähriger, wissenschaftlicher Forschungen* bestätigen und auch praktisch nutzen. Bis dahin können wir getrost unsere Übungen weitermachen.

---

* Für alle die etwas mehr über das Verfahren kinesiologischer Muskeltests wissen möchten, seien die im Anhang genannten Bücher von John Diamond und Sharamon/Baginski: „Das Chakra Handbuch" (S. 66-69) empfohlen.

** Chakras sind feinstoffliche Energiezentren am menschlichen Organismus, deren optimale Funktion von immenser Bedeutung für den gesamten Energiehaushalt ist. Ohne die Funktion der Chakras ist praktisch kein menschliches Leben in der uns bekannten Form möglich.

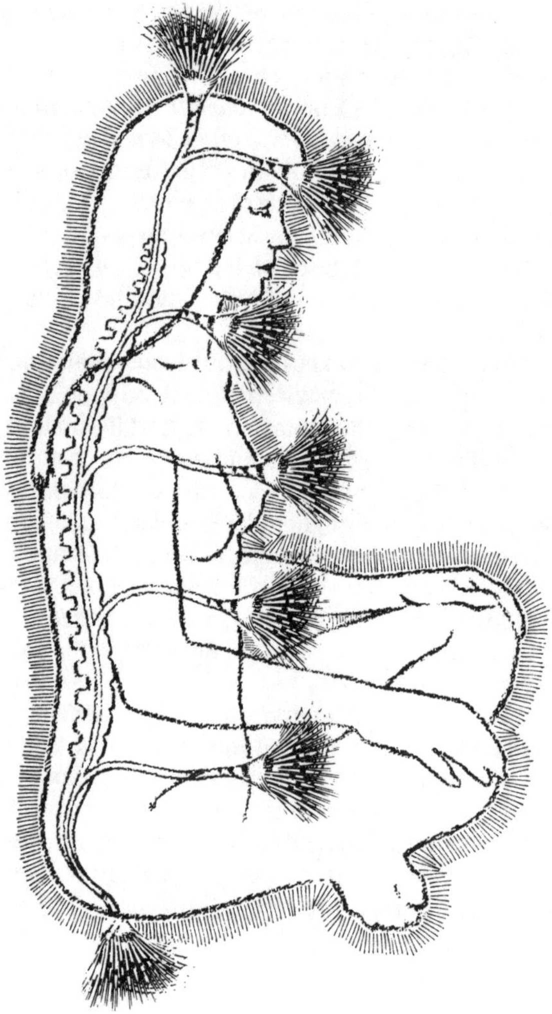

Schematische Abbildung der sieben trichterförmigen Haupt-Chakras, sowie ihrer Verbindungen zum Hauptkanal in der Wirbelsäule. Illustration mit freundlicher Genehmigung entnommen: „Das Chakra-Handbuch“ von Sharamon / Baginski – Windpferd Verlag.

12
Die neuen Energien

von *Dorothea und Gernot Brückner*

Der französische Gesprächspartner der Autoren, „Claude", vermittelt uns seine Erfahrungen bei dem Prozeß der Transformation, ausgelöst durch die neuen Energien unseres Zeitalters. Er teilt uns mit, was sich hierbei in seinem Körper und in der Materie abspielt. Durch seinen Einblick in andere Bewußtseinsebenen erfahren wir, daß dort Kräfte am Werk sind, welche Entwicklungen auf unserem Planeten anbahnen, die derzeit unser Vorstellungsvermögen überfordern... Wir leben in einem neuen Zeitabschnitt, in dem es um die Transformation der Materie, um die Transformation unserer Körper geht.
Seit dem Erscheinen des ersten Bandes der „Gespräche mit dem Unbekannten", 1979, hat das Gesamtwerk auf geheimnisvolle Weise sein Publikum gefunden. Die Herausgeber haben hier einzelne Textpassagen aus den „Gesprächen mit dem Unbekannten"* ausgewählt, um den größeren Zusammenhang zu verdeutlichen, in dem die »Tibeter« gesehen werden können und die zeigen, warum sie gerade jetzt auf eine solch große Aufnahmebereitschaft treffen. Herausgeber und Verlag danken dem itv-Verlag für die Genehmigung zum Abdruck dieser erhellenden Texte.*

---

* Dorothea und Gernot Brückner: „Gespräche mit dem Unbekannten", itv-Verlag, Aschau 1979 u. 1989

Einleitung

Millionen suchen... Und warum suchen sie? Warum ist niemand zufrieden? Warum heute überall diese Unruhe?
Wir alle spüren doch, daß irgend etwas anders ist, als es früher war, daß neue Einflüsse auf uns wirken, daß neue Elemente da sind, daß sich etwas ändert, daß die Zukunft nicht automatisch so weiterlaufen wird wie bisher die Vergangenheit... Und sollten wir dann nicht zu uns sagen: „Diese neuen Kräfte, was immer sie auch sind, diese neuen Vibrationen, die doch offensichtlich da sind und auf uns wirken, die sollte man kennen. Wenn ich schon einmal hier bin in einer solchen Zeit – gut –, dann besser, ich verstehe, um was es geht, und ich versuche, dabeizusein und mitzugehen."
Warum draußen suchen? Warum nach draußen gehen? – Innen liegt die Antwort! *In unserem eigenen Innern liegt die Antwort!*
Und dort spüren Sie auch die Veränderung, die heute die Welt verwandelt. Von dort spüren Sie die Kraft kommen, die mehr und mehr vordringt. Wir müssen die Gesetze der Intuition kennen, die Gesetze der Welt der Energien, die Gesetze, nach denen sich unsere Erde zu verändern beginnt...
Und dann müssen wir experimentieren. Es muß jeder seine Erfahrungen machen. Und wo können wir, *wo müssen wir die Erfahrungen machen? In der Materie,* dort, wo die banalsten täglichen Probleme sind. Den Problemen nicht entfliehen! – Nein, sie dort lösen, wo sie sind, im täglichen Leben! Nicht dort, wo wir das Religiöse suchen, das Esoterische und all das – nein, im täglichen Leben! Dort müssen wir die Erfahrungen machen, dort müssen wir experimentieren, erleben, leben! Dort können wir lernen, mit der Intuition zu arbeiten, dort können wir sie überprüfen. Und – was glauben Sie, was sich dann alles verändert!

Die zwei Welten

„Es gibt zwei Welten – die unsere, die wir zu sein glauben – und die andere.
Die reine Intuition ist das Bindeglied."

Es gibt *unsere* Welt:
Es ist die Welt der Materie, der Zeit und des Raumes. Es ist die uns bekannte Welt, es ist die Welt, die wir über unsere Sinne wahrnehmen, es ist die Welt unseres äußeren Ichs, unseres Egos, unseres Verstandes, es ist die Welt unseres Tagesbewußtseins, die Welt, in der wir uns zu Hause fühlen.
Und es gibt die *andere* Welt:
Diese *andere* Welt, von manchen bestritten, von den meisten erahnt, von vielen erlebt – sie existiert, sie lebt, sie ist bewußt – und sie wirkt in unsere Welt hinein.
Der Mensch steht in beiden Welten: sein Körper, sein Ego, sein Verstand, sein Mental, sein Tagesbewußtsein – in *unserer* Welt, seine Seele, sein Inneres Selbst, sein Überbewußtsein – in der *anderen* Welt.
Die Grenze zwischen beiden Welten verläuft genau durch den Menschen. Er lebt in beiden Welten gleichzeitig. Nur wird ihm im Tagesbewußtsein lediglich eine Welt bewußt. Und solange ist er nur „ein halber Mensch".
Das Ziel der Entwicklung besteht darin, die Verbindung zwischen beiden Welten zu schaffen, aus dem „halben Menschen" einen „ganzen Menschen" zu machen.
Dieser Drang zu der „anderen Welt", dieses Sehnen nach der Verbindung mit unserer anderen Hälfte zieht sich durch die ganze Menschheits-Geschichte.
Nur bisher war es ein Versuch, von „unten" nach „oben" zu gehen durch Gebet, durch Meditation..., und jeder konnte frei entscheiden, ob er dies tun wollte. Heute, d.h. seit wenigen Jahrzehnten kommt ein neues Element hinzu:
Es wird zusätzlich von „oben" oder besser von dieser „anderen Seite" etwas unternommen, um diese Verbindung herzustel-

len. Es ist *dies* die „Neue Kraft“, die „Kraft der Transformation der Materie“.

Diese „Neue Kraft“ ist Ursache für die Unruhe und Unsicherheit überall, die jeder spürt. Sie greift ein in alle Bereiche unseres Daseins. Und ihre Anwesenheit allein zwingt uns zu entscheiden, ob wir uns ihr anpassen wollen oder nicht.
Diese „Neue Energie“ wirkt nicht da ja und da nein – sie wirkt auf jeden von uns, bricht alte Empfindungs- und Denkmodelle, die nicht in Harmonie mit ihr sind. Und dort, wo wir nicht mit ihr schwingen können, wo wir am alten Zopf kleben, dort entsteht Disharmonie, Unruhe, Angst, Depression, dort entsteht der Stoff, aus dem Krieg und Krankheit gemacht sind.
Diese Kraft, diese „Neue Energie“ nennen wir das Höhere Bewußtsein.
Die Verbindung zwischen beiden Welten herzustellen heißt also, Kontakt mit seinem Inneren Selbst aufzunehmen. Und da das Innere Selbst ein Teil des Höheren Bewußtseins ist, bedeutet das auch, Kontakt zum Höheren Bewußtsein aufzunehmen.
Und diese Verbindung nennen wir Intuition.

Die Intuition

„Sie beginnen dann erst, Ihr Leben zu leben, wenn Sie wirklich Ihren inneren Impulsen gehorchen.“

Das Ziel ist also die Intuition zu entwickeln. Es gibt nun Dinge, welche sie fördern, und solche, die sie hindern.
Sie wird gehindert
– durch unser Ego, d.h. unsere Wünsche, Affekte, Gefühle...
– durch einen besonders wichtigen Bestandteil unseres Egos: unser Mental, d.h. unsere Gedanken-Konstruktionen, unsere Vorurteile, Pläne...

– Sie wird gehindert durch unsere Gewohnheiten, unsere Erziehung, unsere Umwelt.
Die Intuition wird gefördert
– durch alles, was uns von unserem Ego, unseren Mental-Konstruktionen und unseren Gewohnheiten befreit – und dies geschieht z.B., indem wir diese Konstruktionen und Gewohnheiten täglich immer wieder in Frage stellen und überprüfen, sie uns überhaupt erst einmal bewußtmachen,
– Intuition kann man fördern durch Gelassenheit, d.h. eine Grundhaltung der Neutralität und des Abwarten-, des Sich-zuschauen-Könnens.
Das Höhere Bewußtsein will uns helfen. Wir selbst, unser Inneres Selbst will uns helfen – über die Intuition.
Es geht aber nicht nur darum, über die Intuition Informationen zu empfangen – sondern auch, mit ihnen zu handeln, sie in die Tat umzusetzen. Und das geht wiederum nur, wenn wir möglichst wenig Widerstände zu ihrer Realisation überwinden müssen. Das heißt:
– einen gewissen äußeren Bewegungs-Spielraum zu haben,
– auch äußerlich einfach zu sein, einfach zu leben – oder in anderen Worten: soviel als möglich äußeren Ballast abzuwerfen, von dem man sonst abhängig ist,
– auch mentalen Ballast: komplizierte Gedanken-Konstruktionen, Vorurteile.
– Das heißt: offen zu sein, unvoreingenommen, nicht „nein" zu sagen zu etwas, das man noch nicht kennt.
– Das heißt: spontan und unvermittelt zu sein.

Die Energiezentren

„Und woher die Intuition kommt? Nun, sie kommt aus dem tiefsten Unbewußten, oder besser, aus jenem Teil von uns, welches uns unbekannt ist, doch ‚alles kennt', ‚alles weiß' und an den Ursprung aller Dinge reicht.

Die Intuition kommt aus dem schöpferischen Teil des Universums – aus dem Innern des Menschen."
Natürlich ist es interessant zu wissen, welchen Weg diese Mitteilungen nehmen, d.h., mit welchen unserer Organe wir sie empfangen.
Die Verbindung zwischen beiden Welten, zwischen der Universellen Energie und dem physischen Körper, findet in sogenannten Energiezentren im Körper statt. Es sind dies Punkte, in denen sich die Energie „kondensiert". Diese Zwischenglieder sind die Eingangstore für die kosmische Energie in den menschlichen, physischen, individuellen Körper. *Die kosmische Energie „individualisiert" sich hier.*
Über die Energiezentren steht der Mensch mit seinem Ursprung in Verbindung. Von hier aus wird diese Energie über das Nervensystem in die einzelnen Körperorgane, in die Körperzellen geleitet. Diese Energiezentren – andere nennen sie auch Chakras – befinden sich an ganz bestimmten Stellen des menschlichen Körpers. Sie haben verschiedene Eigenschaften und korrespondieren mit spezifischen Körper- und Sinnes-Funktionen.
Wir wollen nun erst einmal die 7 Haupt-Energiezentren herauskristallisieren und sie zunächst von unten nach oben beschreiben:
Da ist zuerst das Steißbein: Es korrespondiert mit dem Sexualleben, den zwischenmenschlichen Beziehungen, den sozialen Beziehungen.
Dann das Kreuzbein, der Bauch: Dies betrifft die vitalen Bedürfnisse, alle Bedürfnisse des materiellen Körpers, die Vital-Energie, die Kraft, die Stabilität, den „Schwerpunkt" des Menschen und auch materiellen Besitz, das Gebundensein an die Materie im engeren Sinn.
Als nächstes der Nabel, der Solarplexus, die Gefühle: Hier haben wir die Parallele zu unseren Affekten wie z.B. Eifersucht, Cholerik, Aggressionen, Depressionen...
Das vierte Energiezentrum ist das Herz: Es steht für „Herzens"-Liebe, Herzlichkeit, „Christus-Bewußtsein", Großzügigkeit,

Hilfsbereitschaft, „Charme", aber auch das Liebe-haben-Wollen im Sinne des Besitzen-Wollens oder der Herzlosigkeit.
Darüber der Kehlkopf: Dies betrifft das Selbstbewußtsein, die persönliche Darstellung und Verwirklichung, aber auch die Ich-Bezogenheit, den Stolz.
Das sechste Zentrum ist die Stirn: Sie korrespondiert mit dem Mental, dem Intellekt, dem Verstand, der Reflexion, dem Denken, aber auch mit den Gedanken-Konstuktionen, mit der Voreingenommenheit.
Zum Schluß der Schädel: Er betrifft das Höhere Mental, philosophisches Denken, religiöse Gedankengebäude, aber auch Fanatismus.
Hier in diesen Energiezentren wird die Brücke geschlagen zwischen dem göttlichen und dem physischen Menschen. Der Mensch, der sich dieser Zentren bewußt wird, schafft damit die Voraussetzung, eine andere Dimension wahrzunehmen.
Diese kosmische Energie ist etwas Lebendiges – sie ist bewußt! Und sie hat nur ein Ziel: die Evolution der Menschheit. Sie hat das Ziel, in den Körper einzudringen, die Materie zu lenken, sich mit ihr zu vereinen und den Menschen hinzuführen zu seinem göttlichen „Vor"-Bild.

Über die Seele und den Körper (Auszug)

Um auf unserer irdischen Existenzebene leben und handeln zu können, muß sich die Seele den Umweltbedingungen anpassen. Sie braucht einen Anzug, einen Raumanzug, der den physikalischen Bedingungen auf unserem Planeten angepaßt ist.
Ein solcher Anzug ist unser Körper. Und die Erde bietet der Seele das „Baumaterial" für diesen Körper – und damit die Möglichkeit, sich für eine bestimmte Zeit der Entwicklung in ihr aufzuhalten, dort bestimmte Aufgaben zu erfüllen und dabei zu lernen und sich weiterzuentwickeln.

Und während dieser Entwicklung auf der Erde *kann sich die Schwingungsfrequenz der Seele verfeinern.*
Je gröber ihre Schwingung ist, um so mehr lebt der Mensch das Leben des Körpers. Hier muß die Seele noch kämpfen, es ist noch alles in ihr: alle Probleme des täglichen Lebens, der Politik, des Vitals und so weiter – und vor allem das Haben-Wollen. All das spielt noch eine große Rolle.
Wenn die Schwingung immer feiner und ausgeglichener wird, wirkt zunehmend das Höhere Bewußtsein in das Leben des Menschen hinein. Stärkere Kräfte ziehen, reinere Impulse kommen, die Intuition wird deutlicher... bis die Seele und der Körper einen Entwicklungsstand erreicht haben, wo dann keine Notwendigkeit mehr besteht, den Zwängen des irdischen Karmas zu folgen. Der Mensch kann dann diesen Gesetzen entweichen. Durch die hohen Vibrationen paßt er z.B. nicht mehr in das gewohnte Raster der Astrologie.

Und wie können wir vermeiden, daß sich unsere Chakras schließen, bzw. was können wir tun, damit sie sich wieder öffnen?

Nun, zuerst sollten wir feststellen, daß die Zeiten, während derer wir von der anderen Energie abgeschnitten sind, durchaus auch ihre positiven Seiten haben: unsere Schwächen treten dann zwar 10fach, 20fach verstärkt hervor, aber deshalb werden wir uns ihrer auch leichter bewußt.
Allein schon die Rückwirkungen der Umwelt auf unsere Unvollkommenheiten zwingen uns, uns mit unseren Unvollkommenheiten auseinanderzusetzen. So sehen wir unsere Schwächen wie durch ein Vergrößerungsglas – wenn auch oft erst aus der Rückschau...
Das Schließen der Energiezentren kann u.U. sogar von dieser Kraft verursacht werden, indem sie stärker einströmt, als der jeweilige dies harmonisch verträgt – gerade aus dem Grund der

schnelleren Bewußtwerdung. Die Verantwortung für ein optimales Ergebnis liegt dann nicht bei uns. Aber dies ist nicht die Norm, dies sind Hilfestellungen von der anderen Seite, und alles läuft unter ihrer Kontrolle ab.
Wenn sich das Ego starrsinnig behauptet und die Zentren zu lange geschlossen bleiben, dann kann man ernstlich krank werden. Krankheit ist das äußere Zeichen einer inneren Disharmonie, so wie auch Krieg das äußere Zeichen einer kollektiven Disharmonie, einer kollektiven Chakraschließung ist.
Der beste Schutz ist, den inneren Impulsen zu folgen, in Übereinstimmung mit seinem eigenen Inneren zu sein, dann sind Ihre Energiezentren offen.
Wenn Sie aber versuchen, in Übereinstimmung mit den anderen zu sein – das geht nicht, das kann gar nicht gehen, dann müssen sich ja ihre Chakras schließen! Ihre Chakras schließen sich dann, wenn Ihre Seele nicht einverstanden ist mit dem, was Ihr Körper tut.
Es gibt nun zwei Möglichkeiten, um in harmonischer Verbindung zwischen dem inneren und dem äußeren Ich zu sein.
Entweder kommt das Innere zu uns – das geht, wenn wir neutral und empfangsbereit sind. In diesem Fall übernimmt es unsere Gedanken, unsere Bewegungen...
Oder wir – unser äußeres Ich mit unserem Ego – gehen auf die Suche nach unserem Inneren. Das tun wir z.B., wenn wir meditieren.
Beide Möglichkeiten sind gegeben.
Doch das Innere, angeschlossen an das Höhere Bewußtsein ist kraftvoll, – warum sollten wir es also nicht ihm überlassen, uns zu kontaktieren?! Wir können lernen, uns in eine Haltung der Bereitschaft, der Offenheit, der Neutralität zu versetzen. Wir können so unter Umständen viele unnötige Umwege vermeiden.
Wenn wir immer wieder bemüht sind, uns selbst erkennen zu wollen, uns zu beobachten, *was* wir *wie* tun – wenn wir uns um uns selbst kümmern und andere weder beurteilen, geschweige verurteilen – wenn wir Schuld niemals nach draußen projizie-

ren, sondern auf die Suche nach innen gehen –, dann können wir jeden Tag etwas mehr lernen, uns zu zentrieren, unser eigenes Zentrum, unser Inneres spüren zu lernen, um es dann in jegliche Handlung mit einzubeziehen. Oder richtiger gesagt: um den Impuls einer Handlung vom Zentrum her zu spüren *und* zu realisieren.

Dazu brauchen wir ein weiches, durchlässiges Mental, denn die Energie, die wir sonst benötigen, wenn wir nach draußen fixiert sind, fehlt dem Potential unseres Inneren.

Als erstes konkretes Instrument des Körpers zwischen den immer feiner werdenden Schwingungen, die durch die Chakras einströmen, und der gröberen Materie steht das Nervensystem. Die Nerven müssen immer sensibler werden, um die hochenergetischen Schwingungen verarbeiten zu können – sie werden hypersensibel. Und zwangsläufig sind sie damit das Glied in der Kette, das am stärksten belastet wird, weswegen ihr Schutz heutzutage äußerst wichtig ist.

Das Nervensystem steht in direkter Verbindung mit den gröberen Organen, die aufgrund der zellulären Trägheit der Materie, aufgrund der Masse naturgemäß die größten Widerstände entgegensetzen. Jede Zelle beinhaltet doch die Information des gesamten Egos einer Person. Und wenn die neuen Energien nicht harmonisch in den Körper einfließen können, dann entsteht Disharmonie im Energiefluß, bis daß die Zentren sich schließen.

Die Epoche, in der wir heute leben, bezeichnet man immer öfter als die Epoche der Depressionen. Was ist die Depression anderes als das Phänomen des Schließens der Energiezentren?! Und was wird dagegen getan? Man versucht unter anderem den Depressionen mit chemischen Mitteln beizukommen. Fast immer verwendet man Säurederivate. Diese Mittel aktivieren die Elektronen und noch feinere Substanzen bis hin zum Nervensystem – und sie erreichen damit eine kurzfristige künstliche Öffnung der Energiezentren. Genauso wirken säurehaltige Drogen. Auch diese Drogen öffnen vorübergehend die Chakras. Aber sie sind eben künstliche Mittel.

Letztendlich ist also eine Öffnung der Energiezentren nur über eine Wiederherstellung der Harmonie zu erreichen. Und wie läßt sich die Harmonie herstellen? Immer auf die gleiche Weise: entspannen, loslassen, mental nicht fixiert sein, „weich“, offen sein – „in Null“ sein!
Die Möglichkeiten, die im Menschen schlummern, sind unvorstellbar groß. Der Mensch verfügt über so gewaltige Energien, mit denen er nur noch nicht umgehen kann. Er ist eben noch nicht offen, er ist noch nicht fertig.

*

Jede Bewegung, die uns »flüssiger« werden läßt, hilft uns, starre Bewußtseinsgrenzen zu überwinden.

Chris Griscom in „Die Heilung der Gefühle – Angst ist eine Lüge“. Zitiert mit freundlicher Genehmigung des Goldmann Verlags (Taschenbuchausgabe, München 1991).

13
Das Faszinierende an den Fünf »Tibetern« ist... – Leserstimmen

Ich finde die Übungen „himmlisch" ... bin noch nicht jünger, aber fiter...

R.Sch., Oberriexingen

Ich habe schon verschiedene Fitneßprogramme ausprobiert, aber die Fünf »Tibeter« übertreffen alle meine Erwartungen...

U.M., Darmstadt

Fühle mich einfach herrlich danach. Ich habe richtig Schwung...

I.W., Meerbusch

Als ich anfing zu üben, dachte ich skeptisch, es kann ja nicht schaden. Heute würde ich jeden Satz des Herausgebers unterschreiben...

A.P., Heidelberg

Das Übungsprogramm ist einfach kurz genug, daß ich es vor dem Frühstück machen kann...

S.G., Nürnberg

Der mysteriöse Hintergrund ist etwas für Romantiker. Die Übungen und die wirklich wunderschöne Musik helfen aber sicher auch wenig geübten Menschen zur Entspannung...

D.C., Frankfurt

Lass' ich die Übungen mal einen Tag weg, merke ich, es fehlt mir etwas...

I.H., Düsseldorf

Ich bin gelassener den täglichen Problemen und Anforderungen gegenüber. Ich bin überlegter im Handeln und fühle mich getragen von einer inneren Kraft...

T.L., Herzogenbuchsee

Mein Körpergewicht reguliert sich – irgendwie bin ich nicht mehr so aufs Essen fixiert – sehr erfreulich...

I.O., Bissendorf

Ich habe nach einer Operation mit den »Tibetern« angefangen und eine außerordentlich schnelle Heilung erreicht...

G.K., Luzern

Fühle mich seit den ersten Tagen kräftiger, energetischer, klarer. Eine tolle Sache...

G.K., Aachen

Seit Jahren leide ich an Morbus Bechterew. Die Fünf »Tibeter« haben jedoch zu einer verblüffenden Linderung meiner Schmerzen geführt, so daß die Krankengymnastik nunmehr besser wirkt...

W.D., Königswinter

Ich führe die Riten aus, schon fühle ich mich in meiner Mitte gefestigter, körperlich wohler und beweglicher, eigentlich wie in der Schwingung des Göttlichen...

R.S., Grönenbach

Unbekannte Frische und Leichtigkeit in meinem Körper...

M.S., Wermelskirchen

Mein Verlangen nach Suchtmitteln geht spürbar zurück...

G.K., München

Ich habe einen „längeren Atem" bei Anstrengungen, einfach insgesamt mehr Energie...

C.H., Bochum

Die Fünf T

Die Hunza-Frauen in T
angeblich noch mit 90 ges
von Männern, d
alt sein sollen. Wie mache
ten Aussteiger aus de
Alterungsp

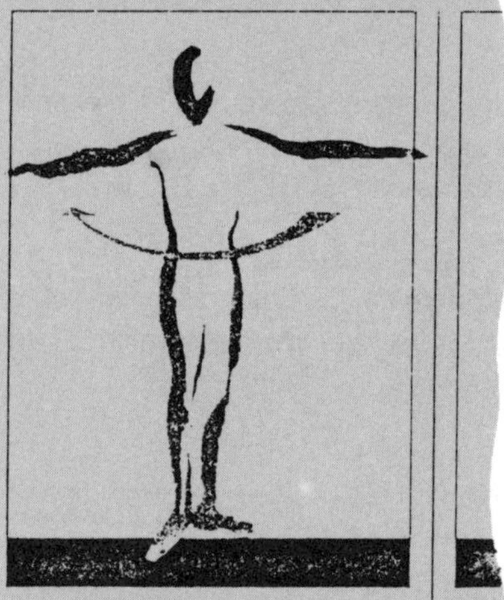

1. Übung: Aufrecht stehen, die Arme ausbreiten. Drehen Sie sich im Uhrzeigersinn um sich selbst (sechsmal), ruhen Sie aus, sobald Ihnen schwindlig wird.

2.
leg
Han
den
ber
Be

Ausriß aus dem Reportagemagazin „Marie-Claire“

Der erste »Tibeter«

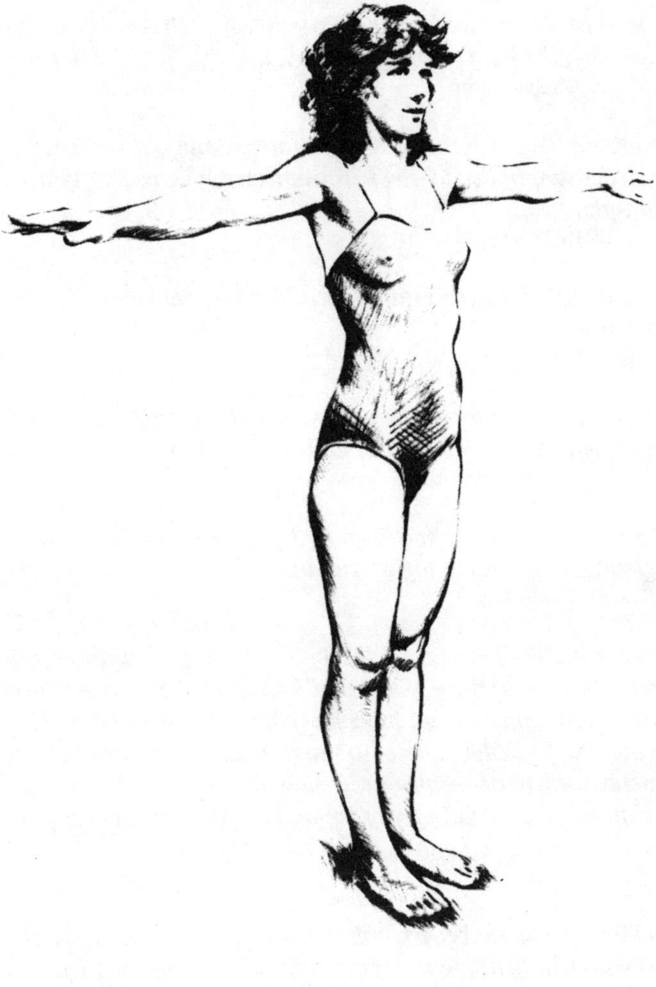

Aus Christopher Scott Kilham: „Lebendige Sexualität – Energie für die Liebe"

Ich erlebe zum ersten Mal, daß Erfahrungen anderer auch für mich stimmen...

I.S., Giessen

Jeder darf soviel Zweifel haben, wie er will. Mit der regelmäßigen Ausübung der Fünf »Tibeter« werden alle Zweifel schwinden...

G.O., Bissendorf

Nicht nur, daß sich meine Konzentrationsfähigkeit verbessert hat, auch den augenblicklichen Streß kann ich nur dank der Übungen so gut verkraften...

K.D., Leipzig

Ich war reif für diese Erfahrungen und bin dankbar, sie jetzt zu empfangen...

F.B., Stuttgart

Ich fühle mich ausgeglichener. Da ich gleichzeitig die Trennkost praktiziere, nehme ich ab und fühle mich gesund...

G.B., Bad Reichenhall

Mein Körper möchte nicht mehr ohne die Übungen sein, und „irgendwie" werde ich täglich daran erinnert...

R.I., München

Wie soviele Frauen und Mütter habe ich mich in meinem Alltag immer hintenangestellt. Kraft und Energie blieben auf der Strecke. Angst, Verzweiflung und psychosomatische Beschwerden wurden meine Wegbegleiter. Diese so faszinierend einfachen Übungen brachten mich zu meiner Kraft und Energie zurück. Ich bin lebensfreudig und kreativ geworden und empfinde mein Leben durch mich bereichert. So kann es weitergehen...

H.Z., Berlin

Im Schulter-Nackenbereich habe ich seit Jahren solche Verspannungen, daß ich nicht mehr auf der Seite schlafen konnte. Jetzt nach einigen Wochen regelmäßigen Übens sind die Schmerzen weg...

M.P., Hess. Oldendorf

Ich fühle mich danach unheimlich wohl und topfit. Meine Magenbeschwerden sind wie weggeblasen...

D.R., Leutenbach

Ich bin im 7. Monat schwanger. Mit den Fünf »Tibetern« sehe ich dem Rest meiner Schwangerschaft froh und dynamisch entgegen...

B.O., Kiel

Pulsschlag und Blutdruck haben sich vollkommen normalisiert. Der Körper wird wunderbar durchwärmt...

H.B., Herten-Westerholt

Eine wunderbare Art, seine Jugend wiederzugewinnen...

M.E., München

Ich fahre froh zur Arbeit, nehme zwei Stufen auf einmal und finde meinen im erschöpften und depressiven Sumpf verschütteten Humor wieder. Ich danke dem Himmel für dieses Geschenk...

U.S., Heidelberg

Hier ist das reinste „Fünf-Tibeter-Fieber" ausgebrochen... Die Übungen sind leicht und in kurzer Zeit durchzuführen...

A.S., Almunecar

Das Buch ist das Beste, was ich den Menschen, die mir am Herzen liegen, zu ihrem Wohle geben kann... Meine Allergien, Ödeme, Ekzeme sind verschwunden...

R.S., Bad Liebenzell

Inzwischen ist die Energie durch die Übungen stark zu spüren, und sie hält den ganzen Tag über an, gepaart mit größerer Gelassenheit...

A.O., Braunschweig

Durch die Übungen wurde mein Wille zum Gesundwerden gestärkt. Die Übungen sind zu einem wichtigen Anker für mich geworden. Danke!...

C.Z., Hehlen

Als ich in körperlich schlechter Verfassung war, erfuhr ich von den Fünf »Tibetern«. Ich mache die Übungen seit sechs Wochen und spüre, daß meine Spannkraft täglich mehr zunimmt…

M.S., Reinbek

Ich finde das Buch hervorragend und möchte es an Menschen verschenken, die dafür reif sind. Die Übungen sind das, was ich schon lange gesucht habe...

E.L., Aichwald

Leider muß ich Ihnen mitteilen, daß es mir leid tut, dieses Buch überhaupt gekauft zu haben. Es macht auf mich den Eindruck einer Sekte. Alles ist langweilig erläutert, und die Übungen sind aus der Gymnastik schon längst bekannt. Ich verbrenne das Büchlein, und zwar sofort!…

L.H., Kiel

Durch meine Geisteshaltung plus dem Praktizieren der Fünf »Tibeter« bin ich mir ewiger Gesundheit, Vitalität und Strahlkraft sicher!…

R.G., Linz

Die Übungen sind einfach und wunderbar nachzuvollziehen. Für mich besonders wertvoll: Sie ersetzen mir bei täglicher Anwendung den bisherigen wöchentlichen Gang zur Krankengymnastik…

K.M., München

Mit Sicherheit sind diese Übungen wirksam, denn es handelt sich bis auf die erste Übung um einfache Yogastellungen und keinesfalls um geheime „Riten" – die jeder kennt, der sich eine Zeitlang mit dieser Bewegungsart befaßt hat. Allerdings werden in jedem mir bekannten Yogabuch die Übungen wesentlich sorgfältiger beschrieben…

M.H., Dorfen

Ich habe mit meinen 83 Jahren zum ersten Mal erfahren, wie tief ich atmen kann. Das geschieht ganz von allein beim Üben…

H.Z., Hildesheim

Meine Vitalität ist wunderbar im Fließen, komme mit weniger Nahrung aus, fühle mich äußerst gesund und voller Aktivität. Nach vier Wochen regelmäßigen Übens begannen am Kopf Haare nachzuwachsen, wo vordem keine mehr waren. Mein Friseur konnte kaum fassen, welch „Wundermittel" ich wohl angewendet hatte. Nebenbei bemerkt: Den Jahren nach gemessen, zähle ich zu den sogenannten Senioren – aber zu den Junggebliebenen!…

H.E., St. Marienkirchen

Mein Leben ist farbiger und lichter geworden…

F.D., Hamburg

Meine seit längerer Zeit anhaltenden Schlafstörungen sind so gut wie verschwunden, und die Rückenschmerzen sind erheblich zurückgegangen…

E.M., Offenburg

Es tut sehr gut… Ich weiß zwar nicht genau, was passiert, auf jeden Fall steigert sich mein Wohl-Empfinden jeden Tag. Vielen Dank…

R.S., Hamburg

Vor ca. acht Monaten erlitt ich einen Herzinfarkt. Zur vollen Wiederherstellung empfahl mir meine Tochter die Fünf »Tibeter«, und seit ca. drei Monaten übe ich täglich die darin empfohlenen Riten. Die Übungen gehören inzwischen zum selbstverständlichen Tagesablauf und steigern spürbar auch die körperliche und geistige Beweglichkeit, was für ältere Übende von großer Wichtigkeit ist. Ich kann jedem älteren Menschen nur empfehlen, diese überaus wertvollen Übungen in sein Tagesprogramm einzubeziehen…

Dr. G.H., Grafing

Ende 1986 bin ich an Multipler Sklerose erkrankt, und seit Anfang 1988 leide ich unter Gleichgewichts- und Gehstörungen. Diese haben sich seitdem so weit verschlechtert, daß ich keine fünf Minuten an einem Stück gehen kann.
Seit ca. drei Monaten mache ich nun die Fünf »Tibeter«. Anfangs habe ich mit Mühe und Not jede Übung dreimal geschafft, mußte

zwischendurch viele Pausen einlegen und mich hinterher lange erholen. Heute mache ich bis auf die erste alle Übungen 21mal. Ich benötige zwar weiterhin meine Verschnaufpausen zwischendurch, brauche aber wesentlich weniger Zeit als anfänglich für die drei Wiederholungen pro Ritus. Und nach der letzten Übung genügt etwa eine Minute, um mich zu erholen. Dies allein bedeutet eine enorme Steigerung für mich. Außerdem hat sich mein Gleichgewicht so verbessert, daß ich heute frei stehen kann, ohne mich abstützen zu müssen. Insgesamt bekomme ich langsam auch wieder mehr Muskeln. Und in letzter Zeit passiert es mir immer wieder, daß mich Freunde und Bekannte mit den Worten: „Du siehst gut aus!" begrüßen. Ich bin so begeistert von den Fünf »Tibetern«, daß ich schon mehrere Exemplare des Buches verschenkt habe…

K.S., Köln

Tibeter-Riten
wunderbar
Rezept
alles klar
kein Aufwand
Rezept
für was?
verändern?
wie
wo
was
Gewohnheiten
loslassen
ich?
nein
übe Riten Tag für Tag
sonst nichts!

Magdalena Neubauer

Die vorstehenden Zitate werden hier mit Zustimmung der Leser/innen veröffentlicht. Die Namen und Adressen sind dem Verlag bekannt.

14
Die letzte Wahrheit über das „Alte Geheimnis"

von *Mushin J. Schilling*

Ich hatte mich schon lange mit den Fünf »Tibetern« angefreundet, da fragte mich ein guter Freund, was ich als Pazifist denn so gut an Übungen fände, die ein englischer Offizier im feudalen Tibet aufgegabelt hätte. „Bleib mir mit Politik vom Leib", sagte ich, aber ehe ich mich versah, waren die ersten kleinen Zweifel gesät. Die nächsten waren schon etwas massiver: Ein Tibetexperte behauptete, daß er alle Glaubensrichtungen des tibetanischen Lamaismus kenne, daß er aber in der ganzen Wissensbibliothek, die ihm zur Verfügung stünde, nicht die geringsten Andeutungen für diese „Riten" gefunden hätte. Hatte am Ende, so mußte ich mich fragen, lediglich ein exzentrischer englischer Colonel, von der tropischen Sonne im damaligen englischen Unterkönigreich Indien gestochen, sich die ganze Geschichte aus dem Daumen gesaugt und sie einem gutgläubigen Amerikaner aufgetischt?
In solchen Situationen wende ich mich zunächst dem zu, was ich tatsächlich erlebe. Die fünf Riten, das ist unbestritten, sind gut. Ich weiß das auch deshalb, weil ich zweihundert Journalisten eine Kiste Champagner ausgelobt hatte, für den Fall, daß die Übungen nach einer Woche keine heilsamen Erfolge bei ihm oder ihr zeitigen würden und er oder sie mir das geradeheraus ins Gesicht sagt – und Sie wissen: Journalisten sind dem Champagner durchaus zugetan. Aber es meldete sich keiner.

Nun gut, sagte ich mir also, an den Riten gibt's nichts zu mäkeln, lediglich die Geschichte ist vielleicht ein wenig fragwürdig. Da es aber niemanden gab, den ich fragen konnte, mußte ich mich wohl oder übel auf „Astralreise" begeben und die Sache aus erster Hand erforschen. Ich legte mich also hin und entspannte mich, bis ich jenen bewußten Halbschlaf erreicht hatte, den man programmieren kann. Meine Frage lautete: „Sind die Fünf »Tibeter« Traum oder Wirklichkeit?"

Mein Geist trennte sich von meinem Körper, und langsam hob ich ab. Da man in Astralreisen soviel Zeit hat, wie man will, beschloß ich den langen Weg nach Tibet zu nehmen, den ich Ihnen, lieber Leser, liebe Leserin, gerne ein anderes Mal schildern möchte. Als ich etwa nach einem Monat in Tibet ankam, fragte ich eines der tibetischen Gespenster – denn wen sonst hätte ich in meinem körperlosen Zustand fragen können –, von denen eine Menge in der Nähe des Potola, dem alten Palastkloster des Dalai Lama, herumgeistern, nach einem englischen Colonel, der sich Bradford nannte. Der Geist grübelte lange Zeit, wobei er, wenn er sich besonders anstrengte, immer durchsichtiger wurde; schließlich meinte er: „Mir fällt wirklich niemand ein, aber frage doch Shangrila Karmapa, der ist zwar schon vor einiger Zeit wieder reinkarniert, aber er hatte damals als Berater des Dalai Lama immer mit Ausländern zu tun."

„Und wo finde ich ihn jetzt?"

„In Houston, Texas, bei der NASA in der Abteilung für Exobiologie." (So genau wissen die tibetischen Geister Bescheid!)

Diesmal nahm ich die „astrale Autobahn", und mit der Geschwindigkeit eines einzigen Gedankens war ich im Büro des Karmapa, der jetzt natürlich einen anderen Namen trug – ich werde ihn James Andersen nennen; übrigens hatte er auch den Rang eines Colonel, was kein Zufall sein konnte. Er konnte glücklicherweise Astralkörper sehen und hören, so daß wir ohne Schwierigkeit ins Gespräch kamen, obwohl er sicherheitshalber die Tür abschloß, damit niemand hereinplatzen und ihn für verrückt halten würde, weil er mit der Luft sprach.

„Sehen Sie", sagte er, nachdem wir warm geworden waren, „es kamen damals ein paar englische Offiziere nach Lhasa, wir nannten sie ‚die Fünf Engländer', in geheimer Mission für das englische Fürstenhaus, das sehr an Esoterik interessiert ist, wie Sie wissen. Sie waren auf der Suche nach dem Jungbrunnen, den sie im Himalaya vermuteten. Einer der Offiziere kam aus Bradford, ein sehr intelligenter Bursche, aber ein bißchen prüde – Sie wissen ja, die Engländer ... Jedenfalls haben wir sie in die verschiedensten Klöster geschickt, denn sie begriffen zunächst nicht, daß es in unserer Religion keinen Platz gibt für die Angst vor dem Tode. Wer in Tibet wiedergeboren wird, weiß daß seine Seele unsterblich ist, und kann sich zumeist auch an mindestens ein vorangegangenes Leben erinnern. Natürlich gab und gibt es Lamas, die hunderte Jahre alt werden, aber das sind Seelen, die die Lektionen der körperlichen Sterblichkeit bereits vollständig gelernt haben und deren Aufgaben wirklich sehr lange Zeit in Anspruch nehmen. Und, ich frage Sie jetzt mal ganz persönlich: Wie kann jemand, der in einer solch körperfeindlichen Kultur, wie die englische leider eine ist – Sie erinnern sich an die Prüderie, die ich erwähnte –, wie könnte so jemand wirklich lange leben wollen? Man muß schon alle seine körperlichen Funktionen, einschließlich der allgemein verpönten, liebhaben, will man seinen Körper über mehrere Jahrhunderte erhalten können.

Ich darf Ihnen leider nicht sagen, wo und was diese Offiziere alles lernten, aber ich freue mich durchaus, daß der Colonel aus Bradford fünf grundlegende tibetische Riten in Ihrem Lande populär gemacht hat. Vielleicht kommt bald die Zeit, in der wir denen, die ihren Körper so sehr lieben, daß sie mit ihm üben und sich ihres Lebens erfreuen, weitere Übungen geben können."

Ich verbrachte noch mehrere vergnügte Astraltage bei diesem außergewöhnlichen Karmapa, bevor ich, dankbar für seine wunderbaren Belehrungen, am nächsten Morgen fröhlich und erfrischt in meinem Bett aufwachte und diese Geschichte schrieb.

15
Die Fünf »Tibeter« im (Sport-)Unterricht

von *Rolf Herkert*

„Wer vor dreißig nervösen und lärmenden Schülern über die Segnungen jahrelanger Meditation referiert, steht unter zeitlichem Zugzwang: Sie wollen alles sofort. Wenn Sie aber einmal Entspannung kennengelernt haben, erweisen Sie sich rasch als Pragmatiker und wissen, was für Sie gut ist." (Rolf Herkert: „Mind Machines – Chancen und Risiken der elektronischen Gehirnstimulation", S. 208)
Der monotone Klang des Tamburins verstummt. Die Schüler, die sich gerade nach diesem Rhythmus bewegt hatten, liegen auf dem Rücken; einige sitzen im Schneidersitz. Die meisten haben die Augen geschlossen, atmen ruhig aus und ein.
„Wollt Ihr mit mir eine Reise in ein fremdes Land machen, in ein Land, wie Ihr es vielleicht von Karate, Judo oder Kung-Fu-Filmen her kennt?... Stellt Euch vor, Ihr liegt auf einem großen fliegenden Teppich, der Euch mit jedem Atemzug höher und höher trägt ... Ihr landet in einem schönen Gebirgstal, hoch über den Wolken ... Ich möchte Euch in die vor uns liegende Stadt mit ihren prächtigen Palästen und bizarren Türmen hineinführen ... Edel anzusehende Menschen begegnen uns mit einem freundlichen Lächeln ... Eigenartige, süßwürzige Gerüche, exotisch anzusehende Früchte und fremdartige Stimmen und Klänge wecken unsere Neugierde ... Kräftige jungaussehende Menschen mit auffallend strahlenden Augen

bemerken unsere Verwunderung und führen uns zu dem weisen alten Mann, der uns schon seit unserer Ankunft in der Stadt beobachtete: Freundlich winkt er dir zu; du nimmst neben ihm Platz und lauschst seinen Worten von der geheimnisvollen Geschichte dieses Landes, in dem so viele Menschen glücklich und zufrieden leben.

‚Du kennst vielleicht die alten asiatischen Verteidigungssportarten wie Karate, Judo oder Kung-Fu', beginnt der Alte zu erzählen. ‚So ähnlich sind die fünf geheimnisvollen »Tibeter«-Übungen, die ich dir jetzt zeigen werden, damit du ebenso kräftig, ruhig und entspannt sein kannst beim Sport, im Unterricht, in der Freizeit und natürlich später im Beruf.' Mit bewundernswerter Leichtigkeit führt er fünf magische Körperübungen aus ... dann verabschiedet er sich von dir mit einem Lächeln."

Diese etwas verkürzte, gelenkte Traumreise ist eine von vielen Möglichkeiten die Fünf »Tibeter« im Unterricht einzuführen. Wie meine bisherigen Erfahrungen zeigen, scheinen sich die Fünf »Tibeter«-Übungen besonders positiv bei überaktiven, nervösen und auch aggressiven Schülern auszuwirken. Nach mehrwöchigem Üben (ein- bis zweimal in der Woche für ungefähr fünfzehn Minuten) im Sportunterricht und auch in anderen Fächern war z.B. eine Steigerung der Konzentrationsfähigkeit, längere Arbeitsphasen, ein besseres Gefühl für An- und Entspannung und allgemein eine beruhigendere Atmosphäre im Klassenzimmer zu beobachten. Phlegmatische, lustlose oder gar konzentrationsschwache Schüler fanden offenbar über die Fünf »Tibeter« Zugang zu ihren Aktivierungsenergien.

Motivationsfördernd bei der Einübung der Fünf »Tibeter« und auch bei Entspannungsübungen ist der Einsatz von akustischen Stimuli, beispielsweise mit einem Tamburin oder einer hell klingenden Glocke (Aufbau eines Spannungs- und Konzentrationsrahmens). Gelenkte Fantasiereisen und beruhigende Atemtechniken führen die Schüler sodann in die Übungen der Fünf »Tibeter« ein. Diese Einführung verwende ich auch bei Yogaübungen, Meditation oder mentalem Training (wie es z.B. auch bei Hochleistungssportlern verwendet wird). Die Schüler sind an einer Hauptschule, Gruppenstärke ungefähr 25, Klasse 6-9, Alter zwischen zwölf und sechzehn Jahren. Im Entspannungszustand lasse ich die Schüler sich bildlich vorstellen, daß sie einen kraftvollen Körper haben und über Energien verfügen, mit deren Hilfe sie noch unentdeckte, geistige Fähigkeiten entwickeln können. Diese helfen ihnen sowohl im Unterricht wie auch im täglichen Leben.

Seit ungefähr zwölf Jahren lernen die Schüler bei mir im Sportunterricht, aber auch in anderen Unterrichtsfächern, verschiedene Entspannungstechniken. Im Frühjahr 1989 erfuhr ich von den Fünf »Tibetern« und war von der Wirkung dieser Übungen so angetan, daß ich sie gleich im Unterricht einsetzte. Dieselben Erfahrungen machte ich übrigens auch bei Erwachsenen als Seminarleiter in der Lehrerfortbildung und als Lehrbeauftragter mit Pädagogikstudenten. Vor allem Erwachsene, die mit Kindern und Jugendlichen arbeiten, waren von den Fünf »Tibetern« begeistert, und viele wollen die Übungen auch im Unterricht einsetzen.

Wer jahrelang mit Schülern, Jugendlichen oder in der Erwachsenenbildung arbeitet, weiß, daß nur solche Methoden akzeptiert werden, die auch schnell greifen. Wir leben in einer Zeit der beschleunigten Beschleunigung, Programmierung der Sinnesreize durch äußere Einflüsse und immer kürzer werdenden Reizsequenzen. Das drückt sich in hyperaktivem bis hin zu aggressivem Verhalten aus. Da die Fünf »Tibeter«-Übungen einen solch hohen Wirkungsgrad haben und dazu noch in relativ kurzer Zeit durchgeführt werden können, sind sie ideal zur Aktivierung und Harmonisierung von Körper, Geist und Seele. Es sind wirklich zeitgemäße, zukunftsorientierte Praktiken.

Das große Interesse an Entspannungsmethoden zeigt, daß immer mehr Menschen die Bedeutung von An- und Entspannung, von „Relaxminuten" oder „Mal eine Atempause machen" erkannt haben. Gesundheit und geistige Fitneß sind die wichtigsten Faktoren der neunziger Jahre. Auf der Schwelle zum dritten Jahrtausend müßten eigentlich gerade auch die Kultusministerien anfangen umzudenken und Konsequenzen ziehen. Entspannungs- und Gesundheitsunterricht sollten in den Lehrplan der allgemeinbildenden Schulen aufgenommen werden, so wie es z.B. bereits an Volkshochschulen, Abendakademien und andernorts üblich ist.

Hier sehe ich Energiefelder und Potentiale entstehen, die zu einer ganzheitlichen Lebensgestaltung und zu einem Lebensstil führen, bei dem die Fünf »Tibeter« im Sinne einer sanften Fitneß für Körper, Geist und Seele neben Yoga, Meditation und Atemschulung einen festen Platz haben.

Einige Anmerkungen zu den bisherigen Erfahrungen mit meinen Schülern:

– Die Fünf »Tibeter« sollten so, wie im Buch beschrieben, ausgeführt werden. Also keine vorschnelle Überanstrengung, sondern eine langsame Steigerung der Übungseinheiten, um eventuell auftretende Reaktionen besser auswerten zu können.

– Bei hyperaktiven Kindern und Jugendlichen sollte mit der Übung 2 begonnen werden. Die Übung 1 folgt dann als Zentrierung und Erdung zum Abschluß. Jede Übung sollte dabei nicht länger als siebenmal ausgeführt werden. Insbesondere ist hierbei die Achtsamkeit auf eine gut entspannte Aus- und Einatmung zu lenken. Phlegmatische, unkonzentrierte oder lustlose Schüler können die Übungen dreizehn- bis fünfzehnmal durchführen. Das hebt ihr Energieniveau, und sie werden merklich aktiver.

– Jede Situation ist anders; kann kein Motivationsrahmen aufgebaut werden (Störenfriede gibt es immer), dann sollten die Fünf »Tibeter« wie auch andere Entspannungsmethoden nicht mit Druck, eher vielleicht mit sanftem, geduldigem Fordern vorgestellt werden. Es empfiehlt sich, auf einen günstigen späteren Zeitpunkt zu warten. Die Schüler kommen schließlich von selbst auf das Thema „Entspannung lernen im Unterricht" zu sprechen.

– Ein weiterer wichtiger Punkt: Die Schüler gelegentlich auf die positiven Auswirkungen beim Üben der Fünf »Tibeter« aufmerksam machen, das hilft die Übungseffekte besser zu verankern.

*

Wenn man sich rechtsherum, also im Uhrzeigersinn, dreht, wirft oder schüttelt man negative Energien vom Körper ab. Unser Körper hat ein elektromagnetisches Feld, das elektromagnetische Impulse anzieht und speichert. Wenn wir uns drehen, hat dies eine Art Zentrifugalwirkung, die tatsächlich fremde Energien herauszulösen imstande ist. Wenn man sich danach linksherum dreht, zieht man die eigene innere Energie – sozusagen von oberhalb des Körpers – in den Körper, in unsere Mitte hinein. Die Drehung wirkt wie eine Energiespirale. Wenn wir uns rechtsherum drehen, bewegen wir Energie, fremde oder langsam schwingende Energie, nach außen und lösen uns von ihr. Wenn wir uns linksherum, gegen den Uhrzeigersinn, drehen, dann öffnen wir unsere Körper für die eigene geistige Energie.
Außerdem bewirkt die Eigendrehung, daß die beiden Gehirnhälfen, die linke und die rechte Hemisphäre, synchron zueinander schwingen. Beim Durchschnittsmenschen in unserer modernen Gesellschaft pulsieren beide Gehirnhälften nicht synchron zueinander, sondern in teilweise sogar gegenläufigen Schwingungen. Dieser »Beta-Zustand« verhindert, daß wir holographisches Bewußtsein entwikkeln. Wenn beide Gehirnhälften beginnen, synchron zueinander zu schwingen, geraten wir in einen »Alpha-Zustand«, der durch eine Verbindung oder einen Brückenschlag zwischen den beiden Hemisphären holographische Wahrnehmungen ermöglicht…
Die Drehung um sich selbst ist vor allem nützlich für Leute, die sehr verspannt sind, die ein Leben voller Streß führen, die nicht meditieren können, weil sie ihre Gefühls- und Gedankenbewegungen nicht beruhigen können, die sich körperlich wenig bewegen. Wenn wir uns um uns selbst drehen ist dies hilfreich für alle gerade angesprochenen Schwierigkeiten. Das Blut zirkuliert besser, der Körper wird lockerer und entspannter, das Gehirn »gewaschen«, und wir werden feststellen, daß wir dann sehr viel friedvoller in der Meditation sitzen können. Diese Eigendrehung nach Kinderart löst Kristallisationen des Egos auf und hilft, das Gefühl der inneren oder äußeren Spaltung zu überwinden.

Chris Griscom in „Die Heilung der Gefühle – Angst ist eine Lüge". Zitiert mit freundlicher Genehmigung des Goldmann Verlags (Taschenbuchausgabe, München 1991).

16 Mehr Zeit durch Gesundheitsmanagement

Mit den Fünf »Tibetern« zum besseren Zeitmanagement

von *Lothar J. Seiwert*

Zeitmanagement bedeutet mehr, als nur Termine zu verwalten. Zeitmanagement ist vor allem persönliches Ziel- und Erfolgsmanagement und damit erfolgreiche Lebensgestaltung. Dieser Beitrag gibt einen Einblick in den heutigen Stand eines *Ganzheitlichen Zeitmanagement* und zeigt Bezüge zum täglichen Einsatz der Fünf »Tibeter«-Übungen auf.

Zeitmanagement heißt erfolgreiche Lebensgestaltung: Zeit ist das wertvollste Gut, das wir besitzen. Sie ist mehr wert als Geld, sie ist Leben. Denn unsere wichtigste Aufgabe im Leben ist es, soviel wie möglich aus dieser Zeit zu machen. Seine Zeit zu verschwenden bedeutet also, sein Leben zu verschwenden. Heute beginnt der erste Tag vom Rest Ihres Lebens! Erfolgsgeheimnis vieler Arbeitsmethodiker und Zeitmanager ist die tägliche Planung des Arbeitstages und die persönliche Selbstdisziplin, mit deren Hilfe es gelingt,

- mehr Übersicht über anstehende Aktivitäten und Prioritäten zu gewinnen;
- mehr Freiraum für Kreativität zu erhalten (agieren statt reagieren);
- Streß bewußt zu bewältigen, abzubauen und zu vermeiden;

- mehr Freizeit, d.h. mehr Zeit für Familie, Freunde und sich selbst zu gewinnen;
- seine Ziele konsequent und systematisch zu erreichen, damit das eigene Leben Sinn und Richtung bekommt.

Je besser wir unsere Zeit einteilen und planen, desto besser können wir sie für unsere persönlichen und beruflichen Zielvorstellungen nutzen. Erster und wichtigster Schritt zum Einstieg ist die Planung jedes einzelnen Tages. Erfolgreiches Zeitmanagement bedeutet auch erfolgreiches Prioritäten-Management. Es ist besser, die richtige Arbeit zu tun (= Effektivität), als eine Arbeit nur „richtig" zu tun (= Effizienz).

Was können Sie mit besserer Prioritätensetzung erreichen? Mit 20 % des Zeitaufwandes erzielen Sie bereits 80 % der Ergebnisse, sofern Sie Ihre Aktivitäten auf die strategisch wichtigen Punkte konzentriert haben. Diese Gesetzmäßigkeit läßt sich auf den italienischen Ökonomen Vilfredo Pareto zurückführen und wurde als 80:20-Regel oder Pareto-Prinzip bekannt:

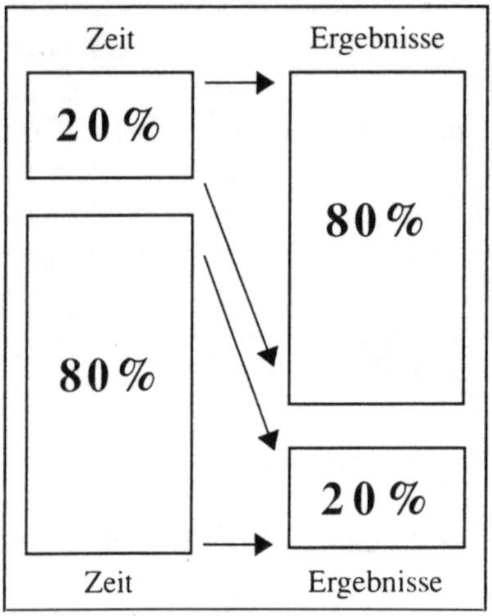

Abb1.: Pareto-Prinzip (80:20-Regel)

Zeitmanagement bedeutet nicht nur, Arbeit, Beruf und Leistung zu optimieren. Zu einer erfolgreichen Lebensgestaltung gehört in Anlehnung an Dr. Nossrat Peseschkian auch, sich über die Arbeit hinaus Zeit zu schaffen für die anderen elementaren Lebensbereiche wie Familie, soziales Umfeld (Kontakt), Gesundheit und die Frage nach dem Sinn. *Ganzheitliches Zeit-, Ziel- und Erfolgsmanagement* zielt darauf ab, allen diesen Bereichen den gleichen Anteil an Engagement, Zeit, Liebe und Sorgfalt zukommen zu lassen (vgl. Abbildung 2*).

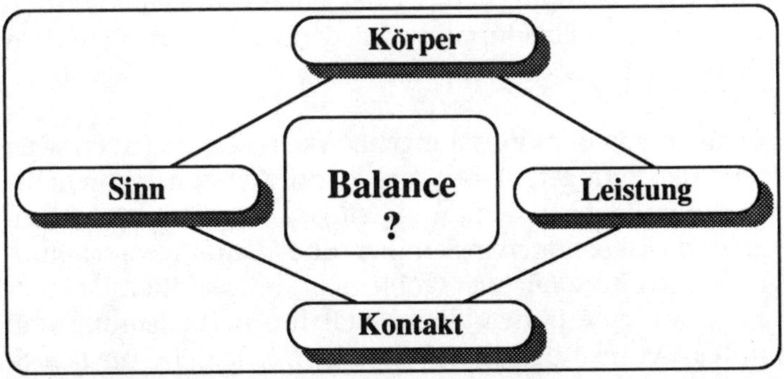

Abb. 2: Ganzheitliches Zeit-, Ziel- und Erfolgsmanagement

Wer also Zeitmanagement für sich *ganzheitlich,* d.h. als Element erfolgreicher Lebensgestaltung begreift, wird auch dem Lebensbereich *Körper* und *Gesundheit* eine tägliche Priorität einräumen wollen – und müssen: Denn nur so läßt sich die berufliche Leistungsfähigkeit dauerhaft sicherstellen. Gerade beruflich engagierte Persönlichkeiten, z.B. Manager und Führungskräfte, meinen, dafür nicht genügend oder gar keine Zeit zu haben. Die Fitneßcenter und Schwimmlandschaften in den einschlägigen Hotelketten erfreuen sich meist gähnender Leere. Körperliche Ertüchtigungen bleiben häufig auf Golf-Week-

* Quelle: N. Peseschkian, Auf der Suche nach Sinn, Frankfurt: Fischer 1988 S. 97

ends beschränkt, die in erster Linie jedoch der Anbahnung und Vertiefung von Geschäftskontakten dienen.

Mit den Fünf »Tibetern« läßt sich gerade für Führungskräfte eine ebenso effektive wie ganzheitliche Leistungs- und Erfolgssteigerung erzielen: Leicht zu lernen und mühelos z.B. auch im Hotelzimmer anzuwenden, bewirken sie innerhalb von 10 Minuten.

- eine nachhaltige Stimulation der wichtigsten Energiezentren,
- eine sanfte Dehnung der entscheidenden Muskelpartien und
- eine mentale Einstimmung auf den neuen, arbeitsreichen Tag.

Wer meint, dafür morgens angeblich keine Zeit zu haben, setzt nicht die richtigen Prioritäten, denn Zeit-Management ist Prioritäten-Management, und Zeit ist Leben. Erste Erfahrungen und Diskussionen in Seminar- und Vortragsveranstaltungen zeigen ein gesteigertes Problem- und Gesundheitsbewußtsein sowie eine höhere Sensibilität für die Bedeutung und Einflüsse von körperlichen Vorgängen. Eine *Corporate-Fitneß*-Bewegung bahnt sich an. Betriebliche Gesundheitsvorsorge-Programme stellen bereits auf die aktive und primäre Prävention, die Gesunderhaltung Gesunder, ab.

Noch zögerlich, aber mit steigendem Interesse, finden die Fünf »Tibeter« auch bereits Eingang in die hektisch-betriebsame Welt des Managements. Unternehmensberater und Managementtrainer, die immer einen Schritt weiter als ihre Klientel sein müssen, beginnen schon, diese Trends aufzunehmen und weiterzugeben. Wer wirtschaftlich und zeitbewußt denkt - und das tun Führungskräfte und Manager in besonderem Maße - fragt immer nach dem unmittelbaren Nutzen, wenn er in bestimmte Aktivitäten seine Zeit investieren soll. Die Fünf »Tibeter«-Übungen stellen daher eine sehr zeiteffiziente Me-

Der Tagesplan

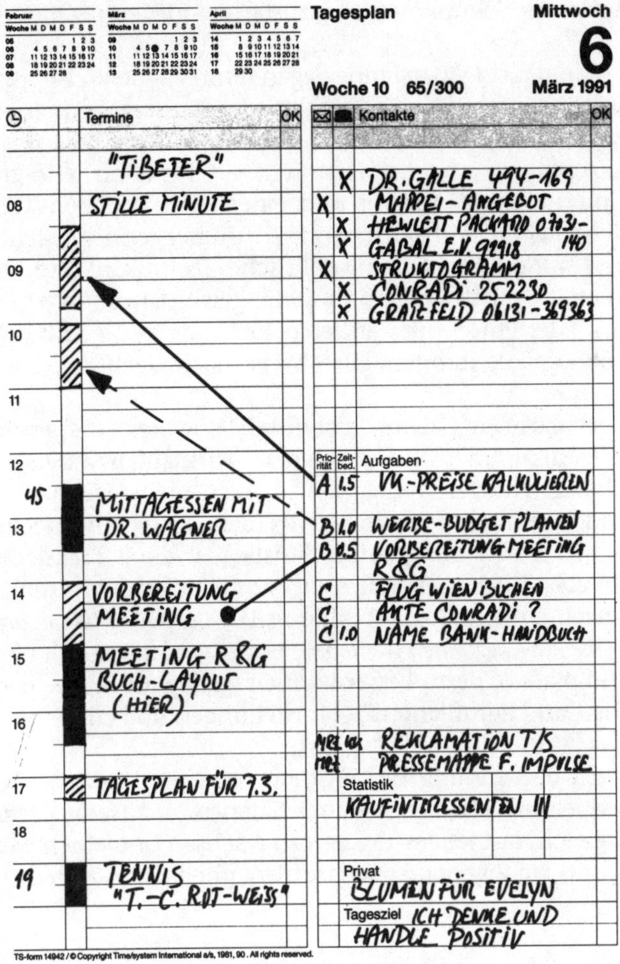

Agenda: ▨ Termine mit sich selbst (Stille Stunde)

■ Termine mit anderen

Abb. 3: Tagesplan

thode dar, morgens und abends – oder auch zwischendurch - innerhalb von fünf bis zehn Minuten den eigenen Körper mit optimaler Schubkraft durchzustarten oder zu regenerieren.

Anfängliche Widerstände gegen fernöstliche Weisheiten und Methoden werden vor dem aktuellen Hintergrund verschiedener New-Age-Management-Techniken, dem Erkennen und Akzeptieren „weicher Faktoren" als Elemente erfolgreicher Unternehmensführung und einer zunehmenden Tendenz, sich solchen Methoden zu öffnen, immer geringer. Meditation und andere rechtshemisphärische Techniken sind für den Manager mittlerweile salonfähig geworden. Es ist schon fast „in", der einen oder anderen Richtung vertiefend oder gar hobbymäßig in irgendeiner Weise nachzugehen.

Der einzige Engpaß für den Erfolg ist und bleibt die persönliche Selbstdisziplin. Die wunderbar wirksamen tibetanischen Übungen nützen wenig, wenn sie nicht auch regelmäßig geübt und konsequent praktiziert werden. Erster und wichtigster Schritt zum konsequenten Einstieg ist die Berücksichtigung des Lebensbereiches Körper/Gesundheit bei der Planung jedes einzelnen Tages (vgl. Abbildung 3). *Jeder Tag sollte mit den Fünf »Tibetern« begonnen werden.* Je besser wir unsere Zeit einteilen und planen, desto besser können wir sie für unsere persönlichen und beruflichen Zielvorstellungen nutzen.

Die Überwindung der eigenen, inneren Widerstände und Bequemlichkeit bleibt daher Chance und Herausforderung zugleich, mit jedem Tag neu zu wachsen und einen weiteren Schritt zur eigenen Lebenszufriedenheit getan zu haben.

17
Eine ideale Ergänzung zur Reiki-Behandlung

von *Barbara Simonsohn*

Von drei meiner besten Freundinnen bekam ich unabhängig voneinander innerhalb einer Woche das Buch Die Fünf »Tibeter« geschenkt. Wohl kein Zufall, dachte ich, damit sollst Du Dich jetzt also beschäftigen. Alle drei Freundinnen haben den 2. oder 3. Grad der Radiance Technik^R, was ihren Geschenken für mich noch mehr Bedeutung verlieh.
Nachdem ich das Buch gelesen hatte, fing ich doch nicht gleich mit den Übungen an. Die erste Übung, das Drehen im Uhrzeigersinn, ging mir total gegen den Strich. Die Radiance Technik^R, das offizielle Reikiprogramm^R, basiert auf einem System von acht kosmischen Symbolen, die alle universale Energie aktivieren und uns auf allen Ebenen – Körper, Seele, höhere Bewußtseinsebenen – harmonisieren und entwickeln. Das kraftvollste Symbol ist eine etwas abgewandelte Spirale *entgegen* dem Uhrzeigersinn. Wir bringen damit kosmische Energie herunter auf die Ebene der Materie, wo sie wirksam wird. Diese Spiralwirkung – von „außen" nach innen, zum Zentrum – ist zum Beispiel den Sufis, die den „Tanz der Derwische" in dieser Richtung tanzen, bekannt. Und nun plötzlich andersherum? Als ich die Übung dann tatsächlich machte, fühlte ich mich wohl und energiegeladen. Ich erkannte, daß die Spiralen in den verschiedenen Richtungen unterschiedliche Funktionen haben: Die Spirale im Uhrzeigersinn

(Fünf »Tibeter«) erdet uns, bringt uns mit der Richtung und Energie der Erde in Kontakt. Die Spirale entgegen dem Uhrzeigersinn verbindet uns mit der Energie des Kosmos. Kein Widerspruch, sondern eine sinnvolle Ergänzung, wie ich mit der Zeit merkte. Ich ändere die Drehrichtung, je nach dem, was ich im Moment gerade brauche.
Für mich sind die Radiance Technik^{R} und die Fünf »Tibeter« eine ideale Kombination. Beide Techniken dienen einer harmonischen Entwicklung unserer Energiezentren. Während wir bei einer Reikibehandlung ruhig sitzen oder liegen, wird bei Ausübung der Fünf »Tibeter« vor allem auch unsere körperliche Ebene angesprochen. Durch Muskelstraffung wird die Haltung verbessert, und die Energie kann besser durch die Chakras fließen. Meine Erfahrung ist, daß mir die Fünf »Tibeter« die Kraft geben, meine Aufgaben im Alltag leichter zu bewältigen und mehr Initiative zu entwickeln, auch wenn ich mal nicht ganz ausgeschlafen bin. Ich mache regelmäßig Fitneß in einem Studio und habe es mir zur Angewohnheit gemacht, nach etwa der Hälfte der Geräteübungen die Fünf »Tibeter« einzuschieben. Ich fühle mich dann plötzlich wieder voller Elan und kann meine Leistungen oft verbessern.
Ich möchte auch einige Freunde und Freundinnen zu Wort kommen lassen, die alle mindestens den 2., die meisten sogar den 3. Grad im Reikiprogramm erworben haben. Durchweg sind ihre Erfahrungen nur positiv. Andrea berichtet: „Seitdem ich die Fünf »Tibeter« regelmäßig mache, klappt meine Verdauung besser, und die Haare an meinen ‚Geheimratsecken' wachsen sogar wieder. Ich habe zehn Kilo abgenommen, und mein Gewicht kann ich zum erstenmal halten." Die Lust auf mehr körperliche Bewegung wurde geweckt, und Andrea bekommt von vielen Komplimente zu hören, daß sie jünger aussehe.
Peter genießt besonders die Erdung bei der ersten Übung. „Besonders wohltuend empfinde ich sie, seit ich den 2. Grad habe." Die Anspannungen und Haltearbeit würden die Muskeln für die Positionen bei der Reikibehandlung stärken. „Die

»Tibeter« tragen, ebenso wie Joggen, stark zur allgemeinen Fitneß bei" (Peter ist Marathonläufer). „Außerdem harmonisieren und beschleunigen sie vor allem die Chakras, die ja für Reiki auch eine zentrale Bedeutung haben. Es findet wohl eine gegenseitige innere Verstärkung statt."
Auch Renate spricht von einer Aktivierung der körperlichen Ebene: „Ich habe jetzt viel mehr Kondition. Ich merke das beim Schwimmen und Treppensteigen" (Renate wohnt im 4. Stock!). „Wenn ich mal lustlos bin und es schaffe, die »Tibeter« zu machen, werde ich kreativ. Auch mein Appetit auf Süßes und Scharfes ist hinterher wie weggeblasen." Die Fünf »Tibeter« bewirken also offenbar auch eine Harmonisierung auf der emotionalen Ebene (Hunger auf Süßes). Auch auf der körperlichen Ebene registriert Renate Verbesserungen: „Meine beginnende Zellulitis auf den Pobacken ist völlig verschwunden." Renate fühlt sich Launen und Stimmungen nicht mehr so ausgeliefert. „Wenn ich sie mal nicht gemacht habe, fühle ich mich im Ganzen viel schlaffer. Hilfreich ist eine feste Zeit."
Eine andere Andrea berichtet: „Ich fand die Übungen von Anfang an leicht durchzuführen. Gleich zu Beginn merkte ich eine Lockerung des ganzen Körpers. Für die Übungen braucht man ‚nur' Disziplin. Die einzuhalten ist jedoch schwer, denn die Übungen machen geradezu ‚süchtig'. Ich fühle mich durch sie körperlich und seelisch emporgehoben, so daß ich begann, die Übungen auch abends, d.h. zweimal am Tag durchzuführen. Das Ergebnis war wirklich umwerfend, geradezu berauschend. Es entstanden euphorische Freudezustände."
Für Andrea sind die »Tibeter« die ideale Ergänzung zu den Reikibehandlungen, da bei den »Tibetern« ebenfalls sämtliche Ebenen des menschlichen Seins angesprochen und aktiviert würden: „Nur diesmal über körperliche Übungen, die dazu noch recht wenig Zeit in Anspruch nehmen. Die Beschleunigung der Chakradrehungen wird durch die Kombination Reiki/Tibeter potenziert."
Maike macht die Fünf »Tibeter« regelmäßig seit mehr als einem Jahr und hat sie nur siebenmal „aus körperlichen Gründen"

ausgelassen. „Die Kombination von Chakra- und Körperarbeit gibt spürbare Energie, eine Energie mit Spontanwirkung. Es ist zwar weitaus bequemer, strahlende Hände aufzulegen, Fernenergie auszurichten oder Lichtpunkte durch Einstimmungen zu aktivieren, aber die körperliche Betätigung wird damit ja nicht ersetzt. Beide Techniken sollen meine Wegbegleiter bleiben, bis ich wieder einmal meinen physischen Körper verlasse, der, davon gehe ich fast aus, dank beider Geschenke des Himmels, dann noch immer ein ansehnlicher und strahlender sein wird." Dieser Hoffnung und Gewißheit schließe ich mich bedingungslos an!

*

Schüler von Cris Griscoms Nizhoni-Schule empfehlen die sechste »Tibeter«-Übung für den bewußten Umgang mit der sexuellen Energie. Diese Übung hilft ihnen, die neuen Gefühle und Energien in der Pubertät zu kanalisieren. Durch den sechsten »Tibeter« werden die kreativen Kräfte vom Becken in den Kopfbereich geleitet. Dort wirken sie wie eine kalte Dusche und klären den Geist. so können die sexuellen Energien transformiert werden und helfen, das schöpferische Potential in allen Bereichen zu beleben.
Zur Frage der von Colonel Bradford in Peter Kelders Buch geforderten Enthaltsamkeit: Die Nizhoni-Schüler praktizieren die sechste Übung und leben nicht enthaltsam. Sie achten jedoch darauf, einige Stunden nach der sechsten Übung nicht sexuell aktiv zu sein. Da die Energien alle nach oben gezogen werden, würde der schnelle Strom nach unten Unruhe und inneres Chaos hervorrufen.

Michael Hallinger, Aikido-Lehrer
(Bericht von einer Veranstaltung beim Festival „Die Kraft der Visionen", Potsdam/Berlin 1991)

18
Reinigung und Revitalisierung auf allen Ebenen

von *Ursula Schubert und Wolfgang Neutzler*

In unserem Buch „Fasten und Essen, Gesundheit für Körper, Geist und Seele" beschreiben wir unter anderem die Übungsreihe der Fünf »Tibeter« als unterstützende Maßnahme für den Reinigungsprozeß auf allen Ebenen. Wir sind beide Heilpraktiker und unterrichten in unserem Zentrum für ganzheitliche Behandlung und Begegnung die Medizin der Zukunft.
Hier ein Auszug aus diesem Buch:

Stell dir einmal vor, du bist in einer Welt, in der es nur geistige Wesen gibt. Auch du bist eines dieser Wesen. Irgendwann einmal entscheidest du dich dazu, sichtbar zu werden auf einem Planeten, der Erde genannt wird. Du möchtest dort wirken und hast schon eine genaue Vorstellung davon. Du holst dir Rat bei anderen geistigen Wesen, wie du deinen Plan verwirklichen kannst.
Du kommst dann auf eine besondere Ebene, wo man dich fragt, ob du dir diesen Entschluß gut überlegt hast, und du sagst im Brustton der Überzeugung „Ja!" Daraufhin überreicht man dir einen Raumanzug, der mehrere Hüllen hat.
Du beginnst diesen Anzug anzuziehen und stellst fest, je mehr Hüllen du überstreifst, um so mehr geht dir die Erinnerung verloren an das, was vorher war. Du bemerkst, daß du nicht mehr genau weißt, was du eigentlich wolltest. Du spürst

jedoch, daß es kein Zurück mehr gibt. Du bist zu dieser Reise angetreten, um dem Göttlichen zu Ehren einen wundervollen Tempel zu bauen. Du wolltest ihm dadurch deine Demut, deine Ehrfurcht und Liebe zum Ausdruck bringen. Doch nun fühlst du, wie du mit jeder Hülle, die du anziehst, immer begrenzter und enger wirst. Ganz zum Schluß streifst du dann den materiellen Körper über. Nun betrachtest du dich in vielen Spiegeln und bemerkst, daß das Resultat dich nicht befriedigt. Aber du hast ja nun die Zeit geschenkt bekommen, um daran zu arbeiten.

Das Dumme ist nur, du hast vergessen, was du vorhattest. Du irrst auf diesem Planeten herum und suchst und suchst. Dabei machst du viele Erfahrungen, und dein Raumanzug wird zusehends unförmiger. Er verschmutzt, wird speckig, bekommt Risse, beginnt zu zerfetzen. Dein Denken und Fühlen, deine Emotionen, deine Lebensweise und deine Ernährung tragen dazu bei. Was ursprünglich ein wundervoller Tempel werden sollte, ein Tempel zu Ehren Gottes, gleicht eher einer armseligen Hütte. Der Raumanzug wird immer starrer, schränkt dich mehr und mehr ein.

Das, was du dringend bräuchtest, Nachschub der Lebensenergie, fließt dadurch noch spärlicher. Du nimmst alles mögliche zur Kompensation zu dir, suchst Tag und Nacht nach Ersatz, doch du wirst dabei immer noch dichter, verschmutzt immer mehr.

Jeder sucht danach, und den meisten geht es genauso wie dir. Auch ihr Raumanzug wird schmutziger, starrer und brüchiger im Laufe ihres Lebens...

Eines Tages entschließt du dich, diesen Körper zu verlassen. Du kommst auf eine andere Ebene und hast wieder einen größeren Überblick. Dein ursprünglicher Plan wird dir wieder bewußt, und du fragst dich: „Wie konnte ich nur so nachlässig sein!?" Denn du erkennst, wie oft du Gelegenheit hattest, deinen Raumanzug zu reinigen und auszudehnen, deinen Körper immer mehr zu verschönern und deine Lebensumstände zu verbessern.

Wie fühlst du dich bei dieser Vision? Könntest du dir vorstellen, daß alles auch ganz anders sein kann?
(Aus: Ursula Schubert / Wolfgang Neutzler: „Fasten und Essen, Gesundheit für Körper, Geist und Seele", S. 23-24)

Eine ganz große Hilfe, deinen starren, verschlackten und verschmutzten Raumanzug wieder durchlässiger zu machen für die universelle Lebensenergie, sind die Körperübungen der Fünf »Tibeter«. Sie stellen für unsere Klienten eine wichtige „Begleittherapie" dar, denn wir legen großen Wert darauf, daß jeder seinen Heilwerdungsprozeß aktiv unterstützt.
Wir selbst führen die Übungen regelmäßig durch und wissen um deren Wirkung auf das Energiesystem. Deshalb empfehlen wir sie auch jedem, der bei uns Heilung sucht. Sie aktivieren insbesondere die Chakras und bewirken, daß mehr Lichtenergie in den Körper und damit in die einzelnen Zellen fließt.
Wo aber Licht hinfällt, da werden auch Schatten und Blockaden aufgedeckt. Dies ist wünschenswert, denn nur so können manifestierte Krankheitssymptome verschwinden. Kein Medikament, auch kein „naturheilkundliches", hat die klärende Wirkung wie die universelle Heilenergie, für die es auch noch andere Namen gibt, wie die göttliche Energie oder Prana oder Chi oder – Liebe.
Nun sind die meisten Menschen so verschlackt, haben sich bereits so verstrickt in ihren Blockaden, daß die Fünf »Tibeter« alleine nicht ausreichen, um die Energie wieder zum Fließen zu bringen. Hier sind zusätzliche Maßnahmen im Körper wie im Geist notwendig, um den Reinigungsprozeß zu intensivieren. Auf der körperlichen Ebene ist dies Fasten und bewußtes Essen. Durch das Fasten schickst du deine Verdauungsorgane in Urlaub und gibst deinem Körper die Möglichkeit, die belastenden Substanzen abzubauen, die er ablagern mußte, weil sein Ausscheidungssystem überfordert war. Da die meisten Menschen heute fehlernährt und stoffwechselgestört sind, ist eine Ernährungsumstellung enorm wichtig. Denaturierte Nah-

rung, dazu zählt auch die Kochkost, manifestiert Blockaden im Körper.
Weitere reinigende Maßnahmen sind Darmbäder und viel Wasser von innen und außen. Doch Heilung entsteht nicht im Körper, hier drückt sie sich nur aus. Sie geschieht auf einer anderen Ebene und beinhaltet Bewußtseinserweiterung. Diese vermittelt dem Menschen die entsprechende Einsicht, läßt ihn sich erkennen und darangehen, sein Leben zu verändern. Damit heilt jeder letztendlich sich selbst.
Wertvolle Freunde auf diesem Weg sind die Fünf »Tibeter«, denn sie unterstützen die Öffnung, die Erweiterung des Bewußtseins, was immer „Erleuchtungen" von Schattenthemen, also verdrängten Inhalten der Psyche mit sich bringt. Deshalb sind mentale Techniken genauso wichtig. Reinkarnationstherapie, Tattwa- und Trancearbeit unterstützen die körperliche Reinigung und Aktivierung.
Es ist uns immer wieder eine Freude, zu hören, wie gerne die Fünf »Tibeter« von unseren Klienten durchgeführt werden. Zwei Beispiele sollen zeigen, wie diese Übungen den Heilwerdungs- und Reinigungsprozeß unterstützen können:
Ein 68jähriger Mann hatte Arthrose und kam mit starken Schmerzen im rechten Knie in die Praxis. Diese strahlten in den Fuß und bis zur Hüfte aus. Nach einigen Therapien mit Edelsteinen und Farben war der Schmerz ganz verschwunden, wobei der Klient seine Ernährung auch teilweise auf rohes Gemüse und Obst umstellte. Dann war der Zeitpunkt gekommen, an dem dieser Mann durch seine Eigeninitiative den Therapieerfolg festigen konnte, so daß er keine weiteren Impulse mehr von uns brauchte. Hierbei waren ihm die Fünf »Tibeter« eine wertvolle Hilfe, da diese ihn nicht nur körperlich vital hielten, sondern zusätzlich über die aktivierten Chakras das Energiesystem aufluden.
Wir haben ihn seither schon einige Male gesehen. Er führt weiter seine Fünf »Tibeter« durch, hält seine Ernährungsumstellung bei und fühlt sich körperlich und geistig jünger und lebendiger als in den vergangenen Jahren. In diesem Frühjahr

blieb auch seine regelmäßig erschienene Bronchitis aus. Ein anderes Beispiel ist eine junge Klientin. Sie ist Frührentnerin und leidet an einer Muskelschwäche. Ihre Krankheit wird in der konventionellen Medizin als chronisch angesehen. Sie wurde operiert, aber ohne Erfolg. So mußte sie, als sie zu uns kam, hochdosierte Medikamente einnehmen. Innerhalb der Therapie konnte sie durch Rückführungssitzungen verschiedene tiefsitzende Blockaden lösen, wodurch sich ihr Zustand deutlich verbesserte, so daß sie kaum noch Medikamente benötigte. Sehr bald konnte sie auch die Fünf »Tibeter« durchführen, was sie zu Beginn der Therapie für unmöglich gehalten hatte. Auch sie spürt durch die »Tibeter« eine zusätzliche Energiezufuhr. Heute kann sie sich wieder ein Leben ohne Rente vorstellen, wenn es bis dahin sicher auch noch einige Hürden zu bewältigen gilt. Sie schwört auf die Fünf »Tibeter« und empfiehlt diese auch Freunden und Bekannten. Im Herbst dieses Jahres möchte sie an der Volkshochschule einen Kurs über diese Übungsreihe geben.

Es wird Zeit, daß wir uns daran erinnern, wer wir sind und woher wir kommen. Wir haben uns genug in der Materie verstrickt und unseren Raumanzug zerstört. Laßt uns ein freudvolleres Spiel spielen. Mit den Fünf »Tibetern« kann diese Freude und das „Sich-füreinander-öffnen" beginnen. Dazu haben wir zum Schluß noch als Beispiel die Geschichte einer Teilnehmerin unseres Heilkreises. Sie führt seit einiger Zeit die Fünf »Tibeter« am Abend durch und fühlt sich danach sehr entspannt und erfrischt. Als sie zu ihrer Tochter nach Berlin flog, machte sie dort die Übungen wie gewohnt. Ihre Tochter wurde sofort neugierig, erkundigte sich nach den Übungen und begann dann das Buch Die Fünf »Tibeter« zu lesen. Am nächsten Abend nahm sie bereits begeistert an den Übungen teil. Dies sah dann ihr Mann, schaute an diesem Abend noch etwas reserviert zu, doch am nächsten Tag gesellte auch er sich dazu. Dann kam eine Freundin zum Kaffeetrinken, es wurde begeistert über die »Tibeter« gesprochen, und auch sie entschied sich, diese Übungen auszuprobieren. Mittlerweile ist

auch ihre Familie im „Tibeterclub". So ziehen die Fünf »Tibeter« ihre Kreise!
Wir sind sehr glücklich darüber, daß es die »Tibeter« gibt, denn sie sind in jedem Fall der Beginn zu einem aktiveren Leben. Wenn du dabei aber spürst, daß sich stärkere Begrenzungen bemerkbar machen, dann können wir dich nur dazu ermuntern, noch mehr für dich und deine Heilung zu unternehmen.

*

Die »Tibeter«-Gruppe im Weilheimer Kneipp-Verein hat am heutigen Freitag, 22. März, das nächste Treffen, auch für Gäste. Ab 20 Uhr stehen energetische Übungen auf dem Programm. Anmeldungen werden unter Tel. ... angenommen – dort gibt es auch weitere Auskünfte.

Notiz im „Weilheimer Tagblatt"

Das Buch Die Fünf »Tibeter« ist eine große Hilfe für alle, die jung, geistig fit und gesund bleiben oder werden möchten. Weiter wird all denen unter die Arme gegriffen, die wissen, welche Aufgaben sie auf Erden zu erfüllen haben und dies in geistiger Wachheit, seelischer Ausgeglichenheit und ausgezeichneter körperlicher Verfassung möglichst vollständig erledigen wollen.
Unsere geistigen Fähigkeiten und die Pflege und Sorgfalt im Umgang mit unserem Körper bestimmen eindeutig die Qualität unseres nächsten Gefährts. Auch und vor allem im Sinne einer geistigen Öffnung und eines Vorbauens für die kommenden Leben und Aufgaben sind die Anleitungen dieses Buches unbezahlbar.
Peter Kelder und Chris Griscom einen tief empfundenen Dank!

Margarete Frey, Thun

19
Schneewittchen und der Tibeterzwerg

von *Maria Fletcher*

Wer begleitet mich wohl durch den Tag? Es sind die Fünf »Tibeter«, die mich nach dem Aufwachen durch ihre Übungen stärken und mich für den vor mir liegenden Tag erfrischen. Ich kann mir den Morgen ohne ihre Hilfe gar nicht mehr vorstellen. Sie sind für mich wichtiger geworden als das Frühstück, und ich bin kein Kostverächter. Meinen – a c h – so niedrigen Blutdruck gibt es dann auch nicht mehr. Von der Kaffee- und Teetasse als Muntermacher bin ich ganz abgekommen. Jetzt genügen mir ein Apfel, ein paar Sprossen oder Weizengrassaft, und alle Resonanzen im Körper sind voll da.
Das sind meine Erfahrungen vom Beginn des Tages mit den Fünf »Tibetern«. Aber wie sieht es denn heute nach 16 Monaten Begleitung damit aus? Es stimmt wirklich: „Das alte Geheimnis aus den Hochtälern des Himalaya hat Berge versetzt."
Mit den Bergen meine ich erst einmal die Veränderungen äußerlich sichtbar an meinem Körper. Vom Kopf bis zu den Füßen hat sich die Haut gestrafft und ist gut durchblutet. Kalte Hände und Füße gibt es nicht mehr. Alle Wasserablagerungen im Körper, vor allem an den Beinen sichtbar, bedingt durch 25 Jahre Stehen in einer Buchhandlung auf Betonboden, sind verschwunden. Ich bin wieder schlank wie vor 20 Jahren, und für mich ist das Schönste dabei, und es ist einfach wunderbar zu erfühlen, der Körper ist in allen Gliedmaßen und auch im Rücken so elastisch wie in Jugendtagen. Langjährige Blockierungen lösen sich auf, und ich fühle mich wie eine vom Wind getragene Feder.

Es gibt da verschiedene Helfer, die sich bei mir als die sieben „Zwerge" von hinter den sieben Bergen gemeldet haben, um mir nach meinen schweren Krebserkrankungen zu helfen. Ich war in der Sackgasse „Krebs", an deren Ende der Sarg von Schneewittchen für mich stand. Sicher kennt jeder dieses Märchen. Schneewittchen lag mit dem vergifteten Apfelstück im Hals bereits als totgesehen und -gesagt im gläsernen Sarg. Ich will einen der Helfer den „Tönzwerg" nennen. Er begleitet mich nun schon seit 18 Monaten bei jedem Atemzug, und das bringt neue Lebenskraft. Da es bei mir auch seit 16 Monaten einen guten „Tibeterzwerg" gibt, dachte ich daran, die beiden zu verknüpfen. Ich verbinde einige der Tibeterübungen mit einer neu gelernten Atemtechnik: Es sind die Übungen Nr. 4 „Sitzen. Körper zu einer ‚Brücke' anheben" und Nr. 3 „Knien. Behutsam nach hinten beugen".
Hier ist ein Klangbeispiel beim Ausatmen:
dyöh – ho – wah
Die für mich ganz neue Atemschule mit dem Klang des „Tönzwerges" wird in meinem demnächst erscheinenden Buch „Schneewittchen und die Sieben Helfer" noch detaillierter beschrieben.
Die Übungen 4 und 5 „Liegen, aufstützen. Das Becken hochheben" waren für mich nach zwei Brustamputationen zu Beginn nicht möglich. Seit einem Jahr schaffe ich den Tibeter Nr. 4 spielend. Der Tibeter Nr. 5 ist für mich nun auch seit einem halben Jahr machbar. Darüber freue ich mich besonders. Meine Arme sind wieder so kräftig wie vor den Operationen, und Schmerzen gibt es auch nicht mehr. Beide Arme sind noch nie angeschwollen. Ich kann wieder Skifahren und spiele oft Tischtennis. All das verdanke ich den Fünf »Tibetern« und meinen Zwergen.
Am liebsten mache ich die Fünf »Tibeter« im Freien auf der Wiese oder auf dem Waldboden unter Bäumen, wo der „Baumzwerg" zu Hause ist. Er hat mich gelehrt, wie wichtig die Kraft der Bäume für uns alle zum Überleben ist.

Da die Übungen so einfach zu handhaben sind, kann ich sie auch ohne viel Aufwand überall ausführen. Wenn ich während des Tages oder am Abend mal abgeschlafft und müde bin: Ein paar »Tibeter«, und die volle Lebensenergie ist wieder da. Sehr schön ist es auch, die Fünf »Tibeter« mit der moslemischen Gebetshaltung abzuschließen, wobei wieder Körperhaltung, Atem und Klang miteinander verbunden werden.

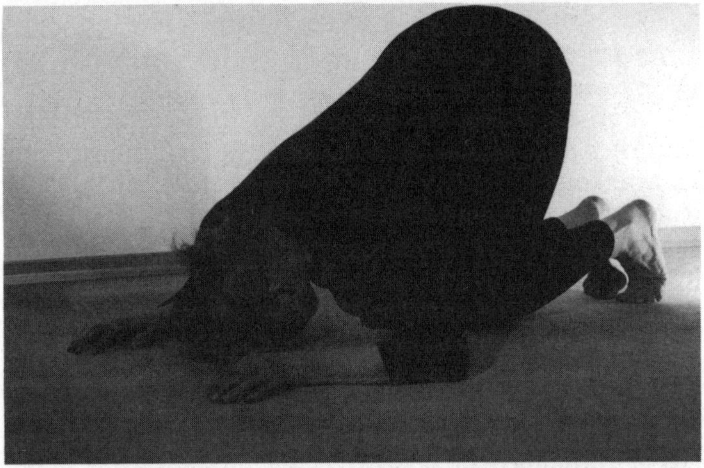

Nach fünf bis zehn Übungen wird mein Körper wohlig warm, ruhig, und ich werde von Licht durchflutet und kann danach Licht aussenden für unsere Mutter Erde, die es so nötig braucht in den doch so oft dunklen Zeiten. So sind die Fünf »Tibeter« zugleich auch zu einem Morgengebet geworden, das Körper, Seele und Geist stärkt.

Als Buchhändlerin, die gewohnt ist, mit vielen Büchern zu leben, möchte ich dem Integral Verlag und seinen Mitarbeitern für dieses kleine, aber so wertvolle Buch von Herzen danken, und ich wünsche mir, daß noch viele von uns den Fünf »Tibetern« begegnen und so erfahren dürfen, wie einfach es doch ist, aus der Quelle des Jungbrunnens für Körper, Seele und Geist zu schöpfen und trinken zu dürfen.

20
Ernährung – das Geheimnis hinter dem Geheimnis

von *Devanando Otfried Weise*

Die in den Fünf »Tibetern« vorgeschlagene Ernährung ist eine Vollwertkost, die zusätzlich zwei Dinge betont, die von entscheidender Bedeutung sind:
1. Die Speisen sollen sehr gründlich gekaut werden, was dazu führt, daß man weniger ißt.
2. Pro Mahlzeit sollen möglichst wenig verschiedene Lebensmittel gegessen werden. Vor allem sollen Kohlehydrate und Proteine nicht gemischt werden, weil sonst die ordnungsgemäße Verdauung leidet.

Der zweite Punkt ist Bestandteil einer Ernährungsrichtung, die man als Haysche Trennkost bezeichnet. Sie leitet sich her aus dem reichen Erfahrungsschatz der Natural Hygiene, die in Amerika seit ca. 160 Jahren bekannt ist (vgl. Diamond, „Fit fürs Leben").
Jedes Lebensmittel, das zu essen man sich anschickt, gibt auf den Körper ganz bestimmte Reize ab. Über Geruch und Geschmack wird den Verdauungsorganen signalisiert, was sie erwartet. Ißt man naturbelassene, möglichst unveränderte Lebensmittel, wie zum Beispiel ein Stück rohes Obst oder Gemüse, dann werden die Verdauungsorgane, durch die Signale aus Nase und Mund vorprogrammiert, genau die richtigen Substanzen in genau der richtigen Reihenfolge und zeitlichen Abstufung zur Verfügung stellen, damit das betref-

So kombinieren Sie richtig
und Sie bleiben gesund und schlank ein Leben lang

Konzentrierte Proteine bzw. Protein-Fett-Kombinationen: **Fisch, Fleisch, Wurst, Eier, Käse** (unter 60% Fett i. d. Tr.). Essen Sie pro Mahlzeit nur eines dieser Nahrungsmittel und schränken Sie diese stark ein.

Konzentrierte Protein-Kohlenhydrat-Kombinationen: **Hülsenfrüchte, Soja-Produkte, Erdnüsse.** Sie sind natürliche Fehlkombinationen und schwer verdaulich! Halten Sie sich zurück!

Konzentrierte Protein-Kohlehydrat-Fett-Kombis: **Nüsse, Samen & -Muse.** Sie sind schwer verdaulich, liefern aber hochwertiges Protein! Essen Sie davon wenig und ungeröstet; am besten 12 Stunden eingeweicht.

Konzentrierte Öle und Fette: kaltgepreßte & unraffinierte **Öle**, ungehärtete **Fette & Margarine**, süße & sauere **Sahne, Käse** (über 60% Fett i. d. Tr.). Halten Sie sich hier zurück!

Wasserhaltige, ballaststoff- und vitalstoffreiche Lebensmittel mit wenig bis sehr wenig Kohlehydraten und Proteinen: **Gemüse, Salate, Sprossen, Kräuter.** Essen Sie davon, soviel Sie wollen, am besten roh oder nur leicht gegart, am besten Produkte aus biologischem Anbau.

Konzentrierter Zucker: Alle Arten von **Zucker, Honig & Ersatz** & alle Produkte damit. Schränken Sie diese drastisch ein. Essen Sie Süßigkeiten immer für sich allein.

Konzentrierte Stärke: **Getreide & -Produkte, Kartoffeln.** Gut kauen und einspeicheln! Halten Sie sich dabei zurück!

Wässrige, Protein-Fett-Kohlehydrat-Kombination: **Milch & -Produkte** (außer Käse). Halten Sie sich zurück! Joghurt macht nicht schlank!

Gewürze & Salz passen zu allen Speisen außer Obst. Verwenden Sie sie sehr sparsam.

Obst (Früchte)

Melonen zuerst oder allein essen — **Saures Obst** ⟷ **Halbsaures Obst** ⟷ **Süßes Obst** zuletzt essen

Essen Sie Obst immer roh für sich allein auf leeren Magen und danach 20 Minuten nichts.
Essen Sie vormittags nur frisches, rohes, reifes Obst.
Essen Sie Obst und Gemüse in individuell nach Verträglichkeit bestimmtem Mengenverhältnis.

Die Doppelpfeile geben an, daß die unmittelbar verbundenen Lebensmittelgruppen gut mit einander kombinierbar sind.

Entwurf: Weise. Quellen: Diamond, College of Life Sciene, Walb.

fende Lebensmittel optimal verdaut wird. Das beinhaltet nicht nur, daß die Speisen verarbeitet werden. Die benötigten Stoffe müssen auch aufgenommen werden können, und vor allem, alles was nicht mehr benötigt wird, muß ausgeschieden werden. Falls die Ausscheidung nicht richtig funktioniert, kommt es zur Verschlackung und Gewichtszunahme und damit auf Dauer zu Leistungsabfall und Krankheit.

Eine optimale Verdauung ist aber nur bei Monomahlzeiten möglich. Je mehr verschiedene Lebensmittel bei einer Mahlzeit gegessen werden, um so schwieriger wird das Geschäft. Erschwerend auf die Verdauung wirkt im allgemeinen auch, wenn die Lebensmittel nicht nur vermischt, sondern auch noch gekocht, gebraten, gebacken etc. werden, wobei Tausende dem Körper fremde Substanzen entstehen, die beim Essen Signale setzen, welche die Verdauungsorgane in die Irre führen können. Wenn Sie auf die herkömmliche Art und Weise, also zum Beispiel eine Pizza, Braten mit Knödeln oder auch nur ein einfaches Käsebrot essen, dann findet eine nur unvollständige Verdauung statt. Kohlehydrate, also z. B. Brot, benötigen im Magen zur Verdauung ein basisches Milieu, Proteine, also z. B. Fleisch ein saures. Beides ist gleichzeitig nicht möglich. Die Speisen bleiben statt drei dann sechs bis sieben Stunden im Magen und fangen an zu gären und zu faulen und belasten den Menschen weit mehr, als dieser in jungen Jahren merkt. Der Körper ist dann in der Regel besonders mit der Ausscheidung von nicht benötigten Stoffen stark beschäftigt. Die Folge ist eine Anhäufung von unerwünschten Abfallprodukten und bei vielen auch eine Gewichtszunahme. Beides fördert den Alterungsprozeß des Körpers. Die segensreiche Wirkung der Übungen der Fünf »Tibeter« kann nur unvollkommen greifen, und der Effekt bleibt auf ein Minimum beschränkt.

Sogenannte Monomahlzeiten sind also das Optimum, was Sie Ihrem Körper in puncto Ernährung bieten können. Da der Körper in der Zeit von früh 4 Uhr bis mittags um 12 Uhr auf Ausscheidung der den Alterungsprozeß fördernden Schlacken vorprogrammiert ist, ist es sehr vorteilhaft, während dieser Zeit entweder gar nichts zu essen und nur möglichst mineralarmes Wasser zu trinken oder nur frisches, rohes, reifes Obst zu essen, bevorzugt wasserreiche, also saftige Sorten. Finden Sie durch Experimente diejenigen Sorten heraus, die Ihnen besonders gut tun, und meiden Sie die anderen. Optimal und mild wirkend sind Melonen zum Frühstück. Zitrusfrüchte wirken sehr heftig, was aufgrund der unten angesprochenen Entgiftungserscheinungen nicht immer erwünscht ist. Obst sollten Sie grundsätzlich nicht mit anderen Lebensmitteln mischen und immer auf leeren Magen essen. Obst wird sehr rasch verdaut – innerhalb 15-30 Minuten. Wenn es durch andere Speisen gezwungen wird, länger im Magen zu verweilen, dann fängt es an zu gären, was Ihnen Beschwerden bereitet. Für viele Menschen wäre es vorteilhaft, die Ernährungsumstellung mit einer mehrtägigen Fastenkur zu beginnen, die man am besten in einem Fastenhaus unter sachkundiger Leitung durchführt. Die Umstellung auf die in den Fünf »Tibetern« angegebene Kost verläuft nicht immer ganz problemlos. Die Kost wirkt auf den Körper entschlackend, entgiftend. Dabei werden unerwünschte Stoffe, die im Körper in sogenannten Depots im Gewebe, in Gelenken, in Fettspeicherzellen etc. lagerten, in Bewegung gesetzt, gelangen in die Blutbahn und werden schließlich über die Ausscheidungsorgane wie Nieren, Blase, Darm, Lunge, Mund-Rachenraum, Haut etc. ausgeschieden. Während dieser Zeit verursachen sie nicht selten Beschwerden, die man nicht als Mangelerscheinungen der neuen Kost mißdeuten sollte. Solche Beschwerden reichen von Kopf- und Glieder- und Zahnschmerzen über Übelkeit, Schwindel, Benommenheit, Hautausschlag hin zu sog. Grippe und Erkältungen, vor allem Schnupfen und Husten und anderen Beschwerden. Dies sind erwünschte Entgiftungsaktionen des Körpers, bei denen er sich von jahrzehntealtem Müll befreit, damit Sie auf Dauer rein und gesund sind. Sogar die Verkalkung der Arterien geht dabei wieder zurück! Sie müssen deshalb etwas geduldig sein und sollten bei den kleinsten Beschwerden nicht gleich schon den nächsten Arzt aufsuchen, damit er

Ihnen ein Mittelchen gegen Ihre Symptome verschreibt. Sie würden dadurch den Reinigungsprozeß nur unterdrücken und sich damit keinen guten Dienst erweisen. Die genannten Beschwerden sind übrigens praktisch immer nützliche Entgiftungserscheinungen.

Die neue, leicht verdauliche und deshalb nicht belastende Kost ist aber auch gewöhnungsbedürftig, weil sie Ihnen nicht das altbekannte Satt-Völlegefühl vermittelt, zu dem vor allem Fehlkombinationen fähig sind. Diese sind häufig mit Müdigkeit verbunden, geben aber auch Befriedigung und ein Gefühl von Sicherheit und Geborgenheit. Sie werden sich nach gründlich gekauten Mahlzeiten, bei denen Sie bedeutend weniger essen als bisher und die aus nur wenigen Lebensmitteln bestehen, leicht und energetisch fühlen. Das obligatorische Mittagsloch fällt aus, Sie sind auch nach dem Essen noch schaffensfroh und leistungsfähig, wach und munter. Viele Menschen können aber nicht an allen Tagen mit so viel Energie gut umgehen. Sie fühlen sich zu leicht, ungeschützt, verwundbar, übersensitiv. In München habe ich das besonders an Vollmondtagen mit Föhn beobachtet. Es bleibt Ihnen also nicht erspart, Ihre Ernährung ganz individuell zu gestalten. Es genügt nicht, nur irgendwelchen Regeln zu folgen. Sie sind für sich und Ihre Gesundheit selbst verantwortlich. Finden Sie heraus, was für Sie in der jeweiligen Situation, unter Berücksichtigung des Alters, des Gesundheitszustands, der Gefühlsverfassung und der Seelenlage jeweils optimal ist. Nehmen Sie sich Zeit bei der Auswahl und beim Essen. Setzen Sie Ihre Intuition ein. Diese innere Stimme weiß noch immer am allerbesten, was Sie von Tag zu Tag wechselnd je nach Situation benötigen.

Und wenn es Ihnen nach einer verbotenen Kombination oder nach Junkfood (Kuchen, Hamburger, Pizza etc.) ist, und Sie verspüren, daß jetzt nichts anderes befriedigen könnte, ja daß Sie sich betrogen fühlen würden, wenn Sie etwas anderes, „Gesünderes" essen würden, dann schlagen Sie zu! Aber tun Sie dies in aller Öffentlichkeit, d.h., stehen Sie voll dahinter.

Schließlich erfüllen Sie sich ein legitimes Bedürfnis Ihres Körpers. Versuchen Sie beim Essen voll dabeizusein, zelebrieren Sie das Mahl, und genießen Sie es nach allen Regeln der Kunst. Je bewußter Sie dabei sind, um so seltener wird der Wunsch nach dieser Speise wieder in Ihnen hochkommen, wenn diese nicht gut für Sie ist. Auf diese Weise bauen Sie alte, unzweckmäßige Eßgewohnheiten ab, ohne sich zwingen zu müssen. Nur so ist ein Dauererfolg möglich!
Experimentieren Sie! Wenn Sie sich zu leicht und fahrig fühlen und den Wunsch nach mehr Erdung verspüren, dann müssen Sie ja nicht unbedingt Melonen oder Blattsalat essen. Greifen Sie dann zu einem Gericht aus gekochter Hirse und im Wok leicht angebratenem Gemüse oder zu einem Butterbrot oder einem Avocado-Alfalfasprossen-Sandwich. Sie sollten jedoch darauf achten, Ihren Brotkonsum einzuschränken, wenn Sie bisher zu den zahlreichen Menschen gehörten, die dreimal täglich Brot – womöglich in der falschen Kombination mit Wurst, Käse oder Marmelade essen. Brot ist nur dann gut verdaulich, wenn es sehr, sehr gründlich eingespeichelt und gekaut wurde. Teigwaren mit Soße kann man nicht einspeicheln – sie rutschen so hinunter. Das ist nicht Sinn der Sache! Spaghetti mit Tomatensauce können nicht richtig verdaut werden, erstens weil sie niemand richtig einspeicheln kann und zweitens weil die Säure der Tomatensauce das Ptyalin des Speichels zerstört, das für die Verdauung der Kohlehydrate der Spaghetti verantwortlich gewesen wäre. Sie können davon ausgehen, daß die Lamas in jenem Kloster, in dem Colonel Bradford seine Erkenntnisse sammelte, kein einziges der bei uns üblichen Gerichte der gutbürgerlichen Küche oder der Junkfoodpalette der Industriefertignahrung aßen. Auszugsmehl und weißer Zucker waren dort mit Sicherheit ebenso unbekannt wie Wurst und Alkohol und die „Segnungen" der allopathischen Medizin.
Altgewohnte Eßweisen geben Sicherheit und Geborgenheit. Wenn Sie also anderweitig Probleme haben,. z. B. soeben in eine neue, Ihnen unbekannte Stadt gezogen sind, wo Sie keine

Vital FITNESS

Das geht ganz locker: Kurbeln Sie Ihren Stoffwechsel an. Zusätzlich zur Diät oder nur, um in Schwung zu kommen

Alles, was Ihren Stoffwechsel flottmacht

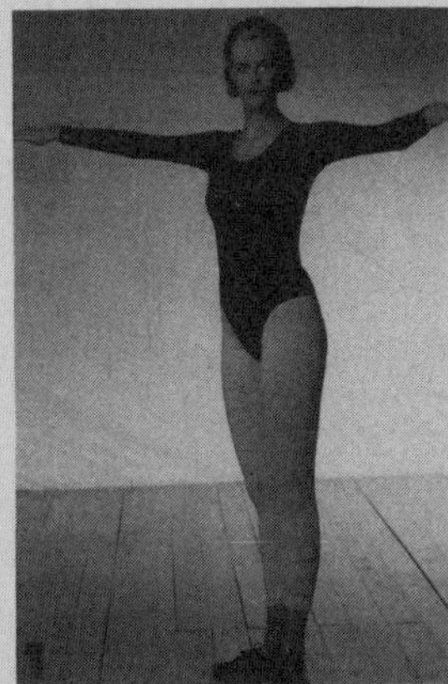

Eine Diät ist doppelt effektiv, wenn Sie sie mit einem kleinen Fitneßprogramm unterstützen. Kalorien einsparen und „verbrennen" ist die Devise. Passend zu unserer großen Stoffwechsel-Diät (Seite 24) haben wir einige Übungen für Sie zusammengestellt, mit denen Sie gezielt Stoffwechsel und Kreislauf ankurbeln können. Dabei werden Enzyme und körpereigene Hormone (Endorphine) ausgeschüttet, die den Körper regenerieren und ihm neue Energien geben. Sie fühlen sich anschließend fit – und sind trotz strengung gutgelaunt. Die Übungen st dem Himalaja. Die Lamas zeichnen sie als „Q übertrieben ist Übungen Begi

1 Stellen Sie sich gerade hin, die Arme seitlich ausbreiten. Jetzt um die eigene Achse drehen – von links nach rechts. Anfangs nicht mehr als 6mal, sonst wird Ihnen schwindlig

2 Legen Sie sich Boden.

Ausriß aus der Zeitschrift „Vital"

Freunde und Bekannte haben und eben eine völlig neue Arbeit antreten, dann könnte es sinnvoll sein, mit Ihrer Ernährungsumstellung besonders behutsam umzugehen. Sie können dann nicht alles auf einmal verkraften, und wenn Sie sich dessen nicht bewußt sind, dann würden Sie zu hoch gesteckte Ziele nicht erreichen und sich womöglich mit einem schlechten Gewissen und Selbstvorwürfen plagen.

Wenn Sie einen hohen Blutdruck haben, werden Sie mit der neuen Kost (vegetarisch und viel Rohes, richtige Kombinationen) sehr rasche Erfolge erzielen. Ihr Arzt wird sich wundern, warum Sie plötzlich keine blutdrucksenkenden Mittel mehr benötigen. Wenn Sie jedoch von Haus aus niedrigen Blutdruck aufweisen, dann kann es sein, daß Sie vorübergehend Probleme bekommen, die Sie jedoch durch die Übungen der Fünf »Tibeter« in den Griff bekommen werden. Bei abnehmendem Blutdruck kann das Blut in den verkalkten Arterien nicht mehr bis in die letzten Enden der Extremitäten optimal gelangen, weshalb es sein kann, daß Sie kalte Hände und Füße bekommen. Dazu trägt auch der Verzehr von Obst bei, weil Obst generell kühlend auf den Körper wirkt. Falls Sie auch nach Monaten der regelmäßigen Übungen und einer recht weitgehend umgestellten Kost immer noch an Müdigkeit, Völlegefühl, Blähungen, Kopf- und Gliederschmerzen u. a. leiden, dann sollten Sie zum Arzt/Heilpraktiker gehen und sich auf Candida-Mykosen testen lassen. Diese Pilzart ist sehr weit verbreitet, Dr. Markus hat in seinem Buch: „Ich bin krank und weiß nicht warum"* darüber berichtet.

Wenn Sie mehr über eine gesunde Ernährung im Sinne der Fünf »Tibeter« wissen wollen, dann empfehle ich Ihnen die Bücher „Harmonische Ernährung" und „Melone zum Frühstück" (letzteres in Geschichtenform vor allem für Kinder und Jugendliche) von O. D. Weise *.

* Siehe Literaturempfehlungen am Ende des Buches.

21
Die Tiefe des Jungbrunnens
Weitere Geheimnisse des Jungbleibens und des langen Lebens

vom *Forschungsteam „Dr. Soleil"*

Eine Gruppe von Ärzten aus der Schweiz stellt hier weitere ergänzende Methoden zur Erhaltung oder Wiederherstellung von Gesundheit und Wohlbefinden vor. Sie bestätigt die Beobachtung, wonach die Entschlackung (Entgiftung) des Körpers und eine neu verstandene Ernährung dabei unverzichtbare Schritte sind. Einige dieser Vorschläge werden uns vielleicht „nicht schmecken". Sie ergeben jedoch einen Sinn für diejenigen, die ihren Weg kompromißlos gehen wollen – oder, vielleicht aus schwerwiegenden gesundheitlichen Gründen, eine nicht alltägliche Möglichkeit entdecken und für sich nutzen.
Dr. Schaller und sein Forschungsteam arbeiten seit 15 Jahren unter dem Namen „Dr. Soleil" als Pioniere einer ganzheitlichen und menschenzentrierten Medizin. Im Verlag Editions Soleil, Genf, sind zahlreiche Sachbücher erschienen, darunter auch die französischsprachige Ausgabe der Fünf »Tibeter«. Ihr wurde der nachstehende, dort im Anhang veröffentlichte Text entnommen. Herausgeber und Verlag danken Editions Soleil für die Genehmigung zum Abdruck dieses ungewöhnlichen Materials.

Unter der Leitung von Dr. Schaller und mit Unterstützung seiner engagierten Mitarbeiter befaßt sich die Soleil-Stiftung seit fünfzehn Jahren eingehend mit der systematischen und experimentellen Erforschung der Ernährung, der Entgiftung und der Gesundheit.

Da wir der festen Überzeugung sind, daß „Gesundheit erlernbar ist", wiederholen wir noch einmal einige wichtige Passagen aus Arbeiten, die im Anschluß an unsere Untersuchungen veröffentlicht wurden.

Entgiften lernen

Der Schlüssel zu Wohlbefinden und einem langen Leben
Trotz zunehmender Umweltverschmutzung in der westlichen Welt können wir unsere Vitalität erhalten, wenn wir lernen, sorgsam mit unserer Gesundheit umzugehen.
Unsere Gesundheit hängt ganz wesentlich davon ab, wie gut unsere Ausscheidungsorgane funktionieren. Solange die dem Körper zugeführten Gifte ordnungsgemäß ausgeschieden werden, ist unser Wohlbefinden gesichert. Erst wenn wir über die Luft, das Wasser oder die Nahrung zu viele schädliche Substanzen aufnehmen, kommt es zu ernsthaften Störungen der Ausscheidungsvorgänge, und wir vergiften unseren Organismus. Infolge der Überlastung der Ausscheidungsorgane und der Bemühungen des Körpers, sich über andere Organe zu entgiften, stellen sich diverse Symptome ein. Die beim Stoffwechsel produzierten Schlacken müssen ebenso ausgeschieden werden wie die in den Körper eingeführten Gifte, und zwar über Dickdarm, Nieren, Leber, Lunge und Haut.
Die heutigen Lebensbedingungen stellen für viele Menschen eine große Belastung dar und führen häufig zu Streß. Streß beeinträchtigt die Ausscheidungsorgane und macht die Vergiftung des Organismus nur noch schlimmer.
Die Ursachen für diese Vergiftung liegen in der Lebensweise der durch Umweltverschmutzung und psychischen Streß stark belasteten westlichen Industriegesellschaften. Die Folge davon sind akute Krankheiten, die der Körper als Abwehrregulation gegen die Schädigung einsetzt. Hält die Überflutung mit

Giftstoffen weiter an, stellen sich zwangsläufig chronische Krankheiten ein.

Dazu ein Beispiel: Neuere wissenschaftliche Forschungen haben ergeben, daß zwischen dem übermäßigen Genuß von denaturierten Nahrungsmitteln tierischer Herkunft und der chronischen Verstopfung ein direkter Zusammenhang besteht. Die Stuhlverstopfung ist übrigens ein entscheidender Faktor bei den ernährungsbedingten Zivilisationskrankheiten. Da die Menschen im Westen vitalstoffreiche pflanzliche Kost – die reich an Ballaststoffen, Vitaminen und Mineralstoffen, Enzymen und Spurenelementen, ungesättigten Fettsäuren und Aromastoffen ist – nicht in ausreichender Menge zu sich nehmen, „schaufeln sie sich mit den Zähnen ihr eigenes Grab".

Eine Untersuchung der zwei häufigsten Zivilisationskrankheiten in den Industriestaaten – Krebs und Gefäßerkrankungen – zeigt, daß sie im wesentlichen von folgenden Faktoren begünstigt werden:

- 25% Tabak
- 25% Fleisch
- 10% andere fettreiche Nahrungsmittel
- 15% Milchprodukte, Eier
- 15% Alkohol, Kaffee, Tee, Zucker, Streß, Schlafmangel, denaturierte Nahrungsmittel
- 10% Fettleibigkeit

(Ermittelt wurden diese Faktoren aufgrund von Untersuchungen über die Lebensgewohnheiten von Millionen von Menschen.)

80% der schlimmsten Krankheiten unserer Zeit stehen in direktem Zusammenhang mit der übermäßigen Zufuhr von Stoffen, die unser Organismus nur hin und wieder oder nur in geringen Dosen verkraften kann, damit sie, durch weitere Umwandlung im Körper entgiftet, schließlich ausgeschieden werden. Die westliche Medizin des zwanzigsten Jahrhunderts richtet ihr Augenmerk auf die Diagnose der Krankheiten und auf die Mittel, die die krankhaften Symptome beseitigen sollen. Sie bedient sich dabei vorwiegend äußerlicher Methoden (Chirurgie, Chemotherapie usw.), denn sie hat es verlernt, den Menschen in seiner Ganzheit von Körper, Seele und Geist zu betrachten, und übersieht den positiven Aspekt der Krankheit.

Eine Krankheit ist immer ein Versuch des Körpers, eine von außen an ihn herangetragene Schädigung auszugleichen. Anstatt die Symptome „mundtot" zu machen, soll auf ihre Botschaften gehört und der Körper in seinem Selbstheilungsprozeß unterstützt werden. Bei diesem Ansatz ist es nicht so sehr wichtig, dort einzugreifen, wo die Gifte Erkrankungen auslösen. Es geht vielmehr darum, die generelle Vergiftung des Körpers zu verringern, damit er sich selbst reinigen, entgiften und regenerieren kann. Die unserem Organismus dabei zur Verfügung stehenden Mittel sind außerordentlich wirksam.

Ein jeder kann sich aus der Sklaverei der Krankheit befreien und seine Gesundheit selbst in die Hand nehmen. Er muß nur lernen, die natürlichen Heilkräfte des Körpers zu stärken und zu unterstützen.

Wenn der Körper in der Balance ist – die Aufnahme von schädlichen Stoffen und deren Ausscheidung befinden sich im Gleichgewicht –, dann sind wir beweglich und können ohne Dogmen und starre Disziplin leben... Ist das Gleichgewicht gestört, werden wir sogleich davon in Kenntnis gesetzt durch die von der Störung bzw. Vergiftung hervorgerufenen Symptome.

Folgende Faktoren führen zu einer Überlastung unserer Ausscheidungsorgane:

Haut:

- alkalische Seifen
- Schönheitscremes, Deodorants. Die meisten der auf die Haut aufgebrachten Substanzen beeinträchtigen die Hautatmung. Die Schönheitsprodukte müßten eigentlich eßbar sein, denn die Haut ist ebenfalls ein „Magen", ein Verdauungsorgan.

Lunge:

- Luftverschmutzung

- Rauch
- emotionale Blockaden (sie verringern den Atemumfang/das Atemvolumen)
- Bewegungsmangel (körperliche Betätigung regt die Atmung am besten an)
- denaturierte Nahrungsmittel (viele schädliche Stoffe werden über die verbrauchte Ausatmungsluft und über die Mundschleimhaut ausgeschieden)

Leber:
- Alkohol
- Tabak
- Kaffee, Tee, Kakao, Stimulanzien
- Zucker und raffinierte Nahrungsmittel
- chemische Produkte
- tierische Fette im Übermaß und ein Mangel an pflanzlichen Nahrungsmitteln
- denaturierte Nahrungsmittel (die Leber ist die „große Kläranlage", in der die über die Nahrung aufgenommenen Gifte wieder abgebaut werden)

Nieren:
- Salz
- Wassermangel
- chemische Produkte
- denaturierte Nahrungsmittel

Darm:
- die gleichen Faktoren wie bei der Leber
- Verstopfung (eine gute ein- bis mehrmalige Darmentleerung pro Tag verhindert, daß die im Grimmdarm befindlichen Giftstoffe wieder absorbiert werden)

Jede permanente und übermäßige Stimulation beeinträchtigt unsere Ausscheidungsvorgänge: Lärm und grelles Licht, schrille Farben, aggressive Formen, stechende Gerüche von chemischen Produkten, künstliche Aromen und Kontakt mit synthetischen Stoffen. All diese Faktoren erzeugen Streß, und dieser stört die physiologischen Abläufe in unserem Körper. Je stärker der Organismus tagsüber solchen Reizen ausgesetzt ist,

desto mehr Schlaf braucht er, um sich zu entgiften und zu erholen.
Die Entgiftung erreicht ihren Höhepunkt in der zweiten Nachthälfte und endet am frühen Morgen oder im Laufe des Vormittags. Je stärker der Körper vergiftet ist, desto unwohler fühlt man sich in seiner Haut morgens beim Aufwachen. Dieses Unwohlsein äußert sich in einer Reihe von Symptomen, die wiederum eine Reaktion auf die überlasteten Ausscheidungsorgane sind.

Geistige Symptome: verwirrter Geist, das Gefühl, wie „benebelt“ zu sein, Begriffsstutzigkeit (verlangsamtes Denken), Gedächtnislücken, Unschlüssigkeit.

Seelische Symptome: das Gefühl von Niedergeschlagenheit, Depressionen, Antriebsschwäche, Lustlosigkeit, schlechte Laune, innere Unruhe.

Körperliche Symptome: geschwollene oder verklebte Augenlider; gerötete Augen; gelbliche Färbung der Lederhaut des Auges; Sehstörungen; Bedürfnis, sich zu schneuzen; verstopfte Nase, trockener Mund; belegte Zunge; Bedürfnis, zu husten und zu spucken; Mundgeruch; gespannte Kopfhaut; Kopfschmerzen; Magenschmerzen; Bauchschmerzen; Schmerzen an anderen Körperteilen; Gliederschwere; steife Gelenke und Muskelschwäche; Irritationen der Haut und der Haare; Schwindelgefühl; allgemeine Müdigkeit.
Alle diese Symptome treten bei einer Überlastung der Ausscheidungsorgane und zu Beginn einer allgemeinen Vergiftung des Körpers auf, und sie verschwinden interessanterweise bei Einnahme von Stimulanzien gleich welcher Art (Kaffee, Tee, Alkohol, Tabak, bestimmte Nahrungsmittel).
Dabei werden jedoch die Ausscheidungsmechanismen durch die Einnahme von Stimulanzien erheblich gestört. Es stellt sich zwar augenblicklich wieder ein „Wohlbefinden“ ein, aber die Ausscheidungsvorgänge werden auf diesem Wege unterbro-

chen, noch bevor sie vollständig abgeschlossen sind. Die nicht ausgeschiedenen Gifte lagern sich im Körper ab, wo sie sich Tag für Tag ansammeln. Deshalb ist es am besten, wenn man nach dem Aufstehen körperwarmes Wasser trinkt oder saftreiche Früchte zu sich nimmt und erst bei einem echten Hungergefühl zu essen beginnt.

Bei Überlastung eines Ausscheidungsorgans müssen die anderen Organe „einspringen" und werden dementsprechend stärker beansprucht. Ein geschwächter Körper warnt seinen „Besitzer" durch immer stärkere Symptome, bis es schließlich zu Krisen kommt, in denen die Entgiftung zeitweilig ausfällt. Entzündungen und Infektionen sind Abwehrregulationen des Körpers, um sich der Substanzen, die die Zellen und die Interzellularräume verschmutzen, zu entledigen. Viren und Bakterien sind also nicht zwangsläufig krankmachend.

Sie haben eine wichtige Funktion, insofern, als ihre Stoffwechselausscheidungen vielfach schwerste Abwehrreaktionen im Körper hervorrufen. Werden akute Krankheitszustände durch suppressive (hemmende) Behandlungen (die Chemotherapie arbeitet weitgehend mit solchen Mitteln, die lediglich die Symptome behandeln und die Entgiftung im Körper blokkieren, so daß sich alsbald wieder Wohlbefinden einstellt, ohne daß eine wirkliche Heilung erreicht wird) unterdrückt oder ist der Organismus so sehr geschwächt, daß er zu Abwehrregulationen nicht mehr fähig ist, d.h. keine akuten Krankheitszustände hervorrufen kann, kommt es zu einem chronischen, abgeschwächten Verlauf. Bei den chronischen Krankheiten hat sich das akute Stadium erschöpft, und der Körper ist nun bestrebt, die Gifte lokal zu konzentrieren (zum Beispiel als Abszesse, bei denen es zu einer eitrigen Einschmelzung von Körpergewebe kommt) und „Sicherheitsventile" offenzuhalten, damit die Gifte nach außen dringen können (zum Beispiel Wunden, die nicht zuheilen).

Wer lernen will, sich zu entgiften, der muß wissen, wie man topfit bleibt. Je besser man sich fühlt, desto stärker ist man um natürliche Mittel des Ausgleichs bemüht (Sonne, Wasser, Vital-

kost, ausreichende Sauerstoffzufuhr usw.), anstatt zu Drogen zu greifen, die über kurz oder lang Abhängigkeit und gesundheitlichen Ruin bedeuten. Im umgekehrten Falle heißt das: Je stärker der Körper vergiftet ist, desto größer ist das Verlangen nach immer stärkeren Stimulanzien, um das Gleichgewicht künstlich aufrechtzuerhalten.
Jede Störung des physischen Gleichgewichts bewirkt einen Stimmungswandel, und der wiederum führt zu emotionalen Störungen. Bei jeder emotionalen Erregung wird Adrenalin (streßbedingt) an das Blut abgegeben. Dadurch, daß der Körper in Alarmbereitschaft steht, werden die Ausscheidungsvorgänge unterbrochen. Das wiederum hat zur Folge, daß der allgemeine Grad der Vergiftung steigt und die emotionalen Störungen weiter zunehmen. Dieser Teufelskreis wird erst durchbrochen, wenn entsprechende Entgiftungsmethoden sowie vorbeugende und heilkräftige Maßnahmen zur Behandlung von psychischen Störungen in Angriff genommen werden.
Viele Beschwerden, die auf den ersten Blick psychische Ursachen haben, werden durch physische Reinigungsvorgänge des Organismus umgewandelt. Das beweist die Heilung zahlreicher schwerer seelischer Krankheiten, die nach landläufiger Meinung als unheilbar gelten.
Jede Vergiftung des Körpers und jede emotionale Störung zieht zwangsläufig die Gehirnfunktionen in Mitleidenschaft. Die Erfahrung zeigt, daß klares Denken nach schwer verdaulichen Speisen Schwierigkeiten bereitet. Äußerst interessant und aufregend ist da die Entdeckung, daß Entgiftungsmethoden auch Auswirkungen auf die geistigen Fähigkeiten haben. So kommt es zum Beispiel zu einer beachtlichen Steigerung der Konzentration, des Gedächtnisses sowie der kreativen und intuitiven Fähigkeiten.
In allen großen Weltreligionen finden wir feste Zeiten, in denen dem Körper eine Ruhepause gegeben wird (Sabbat, Fastenzeit, Ramadan, rituelles Fasten). Diese festen Zeiten sollen garantieren, daß der Mensch das ganze Jahr über in guter

körperlicher Verfassung bleibt und zu außergewöhnlichen spirituellen Erfahrungen gelangt.
Entgiftungstechniken sind erstklassige Mittel, um sich von erziehungsbedingten Konditionierungen, gesundheitsschädlichen Gewohnheiten, unkontrollierten Gefühlsregungen, vorgefaßten Meinungen und geistiger Intoleranz zu befreien. Die individuelle Erfahrung ist hierbei unersetzlich.
Gesundheit läßt sich nicht mit harter Disziplin erzwingen. Sie ist das Resultat eines kontinuierlichen Anpassungsprozesses. Der Zustand des körperlichen und geistigen Wohlbefindens stellt ein dynamisches Gleichgewicht dar, in dem alle Situationen und Augenblicke harmonisch gelebt werden.

Methoden der Entgiftung

Fasten

In allen Fällen, bei denen es sich erklärterweise um schwere Krankheiten handelt, sollte man sich nicht blindlings ins Fasten stürzen, sondern sich einem erfahrenen Leiter anvertrauen. Ein gesunder Mensch hingegen kann unter Einhaltung der nötigen Schritte gefahrlos auch über längere Zeit fasten.
Das Fasten fällt leichter, wenn man die folgenden drei Phasen einhält:

- schrittweiser Übergang zu reduzierter Nahrungsaufnahme (Rohkost- und Obsttage)
- Fasten
- Fastenbrechen und allmählicher Kostaufbau

Werden die einzelnen Schritte genau befolgt, meistert man die Fastentage relativ gut, ohne daß dabei ernsthafte Krisen auftreten. Der unmittelbare Übergang von normaler Kost auf strenges Fasten sollte unterbleiben, damit keine schweren Funktionsstörungen hervorgerufen werden.
Das Hungergefühl verschwindet normalerweise nach ein bis zwei Tagen, wenn sich der Magen an die Leerstellung gewöhnt

hat und keine Füllung mehr erwartet. Wenn die Nahrung schrittweise reduziert worden ist, verläuft das Fasten an sich meistens problemlos. Es treten zwar hin und wieder leichte Beschwerden auf, sie gehen aber schnell vorüber und sind ein Zeichen für die vermehrte Ausscheidungstätigkeit des Körpers. Während des Fastens haben wir die seltene Gelegenheit, unser wichtigstes Lebensmittel voll und ganz auszukosten: die Luft. Wer sich unter Fasten lediglich die völlige Enthaltung von fester Nahrung vorstellt, übersieht dabei die Tatsache, daß er während dieser Zeit in Flüssigkeit und Sauerstoff nur so schwelgen kann. Es ist dies eine Zeit, in der wir die Früchte der Erde mit der Heilkraft des Wassers und der Luft vertauschen. Die Lamas in Tibet kennen das religiöse Fasten seit grauer Vorzeit und nutzen noch heute seine heilsamen und wohltuenden Eigenschaften, um gesund und leistungsfähig zu bleiben.

Spezielle Diätkuren

Wird die Nahrung auf ein einziges Nahrungsmittel reduziert, spricht man von einer speziellen Diätkur. Dazu einige Beispiele:

Traubenkur

Die Traubenkur hat eine außerordentlich reinigende Wirkungskraft. Unter Einhaltung von ein oder zwei Entlastungstagen nimmt man bei dieser Kur außer Trauben (Trauben aus kontrolliert-biologischem Anbau sind immer vorzuziehen, da im konventionellen Anbau vielfach mit Chemikalien gearbeitet wird) über einen Zeitraum von mehreren Tagen (1 bis 15 Tage oder auch länger) keine feste Nahrung zu sich. Die Traubenmenge ist beliebig, allerdings sollte man sich nicht daran satt essen und ausschließlich nur Wasser dazu trinken. Neben wertvollen Vitaminen, Mineral- und Vitalstoffen enthalten Trauben viel Traubenzucker, so daß die Energieversorgung während der gesamten Kur gesichert ist. Die Traubenkur kann deshalb auch im aktiven Alltag durchgeführt werden.

Gemüsekuren
Allen Gemüsen kommt ein sehr hoher Stellenwert bei der Entschlackung und Entgiftung (durch gekochte und rohe Gemüse) und bei der Revitalisierung (durch rohe Gemüse) des Körpers zu. Wird die Zufuhr von tierischen Produkten eingeschränkt und dafür vermehrt Gemüse gegessen, klingen schon bald viele Vergiftungssymptome ab.
Mit dem natürlichen Gespür für Nahrung ißt man in der Regel nur eine Gemüsesorte – ob roh oder gekocht – während einer oder mehrerer Mahlzeiten oder während mehrerer Tage. Gemüse und Gemüsesäfte können kombiniert werden.

Obstkuren
Da Früchte weniger Ballaststoffe als Gemüse enthalten, ist die entschlackende Wirkung auf den Verdauungstrakt entsprechend geringer. Andererseits verhindert ihr hoher Traubenzuckergehalt ein Absinken des Blutzuckers unter die Norm, was bei Gemüsekuren gelegentlich auftritt. Es gibt zahlreiche Möglichkeiten, Obstkuren durchzuführen: angefangen bei einer Mahlzeit über einen dazwischengeschalteten Obsttag bis hin zu mehreren Obsttagen. Dabei sollte man sich stets von seinem Instinkt leiten lassen und mengenmäßig nur so viel Obst zu sich nehmen, daß keine Verdauungsbeschwerden oder ernsthafte Störungen bei der Ausscheidung auftreten.

Der Darmeinlauf
Bei einem Einlauf wird zum Zwecke der Darmreinigung Wasser durch den After in den Dickdarm eingeführt.
Diese heute etwas in Vergessenheit geratene Technik wurde zu Lebzeiten unserer Großeltern sehr häufig zur Linderung diverser Beschwerden eingesetzt. Wir betrachten die Körperpflege von außen als völlig normal und notwendig, es fällt uns aber schwer zuzugeben, daß auch der Darm von Zeit zu Zeit einer Reinigung bedarf.
Der Einlauf ermöglicht eine rasche Entleerung des Enddarms, denn wenn die Stoffwechselschlacken zu lange im Darm

verweilen, gelangen die im Darm entstehenden Gifte in die Blutbahn und verursachen allmählich eine Selbstvergiftung des gesamten Organismus. Der Einlauf ist die schonendste und ergiebigste Darmpflege und hilft auf natürliche Weise bei allerlei gängigen Beschwerden: bei bleierner Müdigkeit, Migräne, Übelkeit, Grippe, Hämorrhoiden und vielem mehr.
Einläufe haben außerdem eine Langzeitwirkung. Indem sie die spezifische Darmtätigkeit anregen, schulen sie den Darm, so daß die Ausscheidung von Schlacken aus dem Körper in den Darm gefördert wird. Diese Gymnastik der Darmmuskulatur zählt zu den wohltuendsten Wirkungen von Darmeinläufen. Auch die Reflexpunkte im Darm werden durch regelmäßige Einläufe stimuliert. Und nicht zuletzt bewirkt die Darmreinigung eine Revitalisierung des gesamten Organismus.

Amaroli, das „Wasser des Lebens" (Urintherapie)
Indem man die Beziehung zum eigenen Körper transformiert, ihn immer wieder als etwas Neues begreift, wird es möglich, seine Funktionen und seine Strukturen zu verändern. Die natürlichen und naturgemäßen Heilverfahren – und die Eigenharnbehandlung im besonderen – fördern diesen Prozeß der Transformation ganz beträchtlich. Bei all diesen Methoden geht es um die Lenkung und Steigerung der natürlichen Abwehrregulationen. Im Gegensatz zu anderen therapeutischen Maßnahmen wird hierbei nicht brutal mit künstlichen Mitteln in das Leben unserer Zellen eingegriffen.
Die Eigenharnbehandlung ist eine therapeutische Maßnahme, bei der der eigene Urin in unterschiedlichen Mengen getrunken wird. Der Darm entscheidet, welche Bestandteile des zugeführten Urins für den Körper nützlich sind. Der Rest (insbesondere alle Schlacken, die ausgeschieden werden müssen) verbleibt im Verdauungstrakt und wirkt ähnlich wie Glaubersalz als „Abführmittel", das den Darminhalt durch Wasseranziehung aus dem Darm verflüssigt und somit den Darmtrakt reinigt.

Viele Menschen reagieren mit Erstaunen, wenn sie von der Urintherapie hören, doch wohl nur, weil sie den einfachen Tatbestand noch nicht kennen, daß der Körper nur das aufnimmt, was für ihn von Nutzen ist. So filtert der Dünndarm zum Beispiel alle Substanzen, die ausgeleitet werden müssen, heraus und verhindert, daß sie in die Blutbahn gelangen. Andererseits absorbiert er Vitamine, Hormone, natürliche Antibiotika (Stoffe, die aus dem biologischen Stoffwechsel stammen), Enzyme und Vitalstoffe, die der Körper verwerten kann.

Bei der Urinkur wird über einen Zeitraum von mehreren Tagen soviel Urin wie möglich getrunken. Dadurch wird der Stoffwechsel extrem angekurbelt, was sich in einer erhöhten Harnmenge äußert. Es wird dann zusehends schwieriger, die produzierte Harnmenge dem Körper wieder zuzuführen. Es geht hier jedoch nicht um die Einhaltung von starren Prinzipien. Vielmehr sollte man auf seinen Körper hören und sich von ihm leiten lassen.

Der Geschmack des Urins ist ein Gradmesser für den Zustand des Organismus. Werden die Schlacken ausreichend abgeleitet, schmeckt der Urin angenehm aromatisch. Im umgekehrten Fall, wenn der Körper durch eine zu fette Ernährung oder durch ein Übermaß an denaturierten Nahrungsmitteln stark verschlackt ist, schmeckt er abscheulich. Es ist interessant zu beobachten, wie sich der Geschmack des Urins im Laufe einer Kur verändert. Die Harnausscheidung wird hierbei kräftig angekurbelt, und es werden große Harnmengen abgeleitet, die im Geschmack zunehmend neutraler sind. Darin zeigt sich auch die Wirksamkeit dieser Entschlackungsmethode, die auf diese Weise im Körper eine gründliche Reinigung vornimmt.

Es gibt eine Reihe weiterer Anwendungsmöglichkeiten für das „Wasser des Lebens". Eine davon besteht darin, jeden Morgen nach dem Aufstehen ein oder zwei Gläser Urin zu trinken, um so eine durchgreifende Regeneration und Revitalisierung zu erreichen. Dieser gesundheitsfördernde Trunk gilt übrigens nicht nur bei den tibetischen Lamas, sondern auch in ver-

schiedenen anderen Kulturen als ein Geheimtip für Vitalität und langes Leben.
Die Entschlackung des Körpers kann natürlich auch durch viele andere Maßnahmen zusätzlich gefördert werden. Dazu gehört unter anderem die körperliche Betätigung in Form von Sport und gymnastischen Übungen, bei denen „die Schlacken verbrannt werden", sowie die Rückbesinnung auf bewährte gesundheitsfördernde naturheilkundliche Mittel aus den verschiedensten Ländern. Was diese Ansätze miteinander verbindet, ist eine ganzheitliche Betrachtungsweise und eine übereinstimmende Auffassung von Krankheit und dem Alterungsprozeß der Zellen.

Krankheiten verstehen lernen

Der eigentliche Grund für die meisten von der medizinischen Wissenschaft ausführlich katalogisierten Krankheiten, wie auch immer sie heißen, liegt in der unzureichenden Ausscheidung von Schadstoffen, den sogenannten Schlacken oder Giften, die dann im Körper deponiert werden.
Eine Behandlung, die die Symptome beseitigt, den Ursachen jedoch nicht auf den Grund geht, fördert nur die Verschlakkung des Körpers. Deshalb ist es wichtig, akute Krankheiten „zum Ausbruch kommen zu lassen", ohne ihre Symptome zu unterdrücken. Wenn man ein Fieber herabsetzt, einen Durchfall oder einen Husten zum Stillstand bringt, einen Schmerz unterdrückt, ohne dabei den Körper bei seiner Selbstreinigung zu unterstützen, handelt man gegen die Gesundheit.
Wird weiterhin gegen die Lebensgesetze verstoßen, häufen sich die Giftstoffe im Körper an, und es entwickeln sich zwangsläufig chronische Krankheiten.
Immer noch werden Mikroben, Viren und Bakterien als Ursache für Krankheiten angesehen, da sie bekanntlich als Schmarotzer im Körper leben und diesen durch Nahrungsentzug und Giftwirkung schädigen. Doch nur eine kleine Minderheit ist

krankmachend, und solange das Immunsystem völlig intakt ist, sind sie harmlos. Nur wenn die Abwehrbereitschaft des Körpers aufgrund zunehmender Verschlackung durchbrochen ist, können sich die Krankheitskeime ungehindert vermehren und schwere Krankheiten verursachen.

Die Bakterien sind also nicht primär an der Entstehung von Krankheiten beteiligt. Die eigentliche Ursache muß in der Vergiftung des Körpers und in der daraus resultierenden Krankheitsbereitschaft gesucht werden. Deshalb kann ein gesunder Körper mit Krankheitskeimen fertig werden, während ein geschwächter Körper daran zugrunde geht. Erkennt man die Verschlackung des Körpers als die Hauptursache der meisten Krankheiten, dann läßt sich der Genesungsprozeß genau definieren: Zuerst muß die Entschlackung des Körpers gefördert werden, und im weiteren Verlauf dürfen dem Körper nur solche Nahrungsmittel zugeführt werden, die die nötigen Nähr- und Vitalstoffe für eine optimale Funktionsweise unserer Organe enthalten.

Die Wiederherstellung des gestörten Gleichgewichts zwischen dem Individuum und den kosmischen Kräften ist die zugleich älteste und modernste Form aller therapeutischen Maßnahmen. Zu allen Zeiten und auf allen Kontinenten hat es Ärzte und Therapeuten gegeben, die übereinstimmend zu der Auffassung gekommen sind, daß die Krankheit naturgemäß eine Vergiftung des Körpers und die Heilung eine Entgiftung darstellt.

Diese Betrachtungsweise ist durchaus nicht neu. Wir finden sie bei Zarathustra und den alten Sumerern, bei den Essenern, bei Buddha, Konfuzius, Lao-tse und in der ganzen chinesischen Medizin, bei Patanjali und in der ganzen ayurvedischen Medizin, in der ägyptischen, griechischen, arabischen, pythagoräischen und hippokratischen Medizin sowie in der Naturheilkunde des Mittelalters und der Neuzeit.

Diese tiefe Weisheit aller Epochen bildet die Grundlage für eine ganzheitliche Medizin, die den Menschen in der Gesamtheit von Körper, Seele und Geist versteht. Zur Heilung und Gesund-

erhaltung bedient sie sich der Kräfte der Erde (Geotherapie: innerliche und äußerliche Behandlung mit Mineralien), der Luft (Aerotherapie), der Sonne (Heliotherapie), der Nahrungsmittel (Diät), der Bewegung (körperliche Betätigung) und des Fastens (Entgiftung und Entschlackung).
Da nun einmal das gestörte Gleichgewicht und die daraus resultierende Vergiftung des Organismus die Wurzel der meisten Krankheiten ist, kann Gesundheit nur bedeuten, mit der Natur und mit sich selbst in Einklang zu leben. Das ist eine einfache, offensichtliche und unwiderlegbare Tatsache, die auf alle Menschen dieser Erde zutrifft.

Wege zu einer gesünderen Ernährungsweise

Wir müssen uns darüber klar werden, daß unsere körperliche und geistige Gesundheit maßgeblich von unserer Ernährung abhängt. Anstatt uns gedankenlos bestimmten Ernährungsgewohnheiten anzuschließen, um dann die negativen Folgen ausbaden zu müssen, sollten wir uns lieber eingehend über die Prinzipien einer gesunden Ernährung informieren. Wenn wir dann im Laufe der Zeit durch die gesammelten Erfahrungen ein Bewußtsein für die richtige Ernährung entwickelt haben, sind wir in der Lage, unsere Vitalität und unsere Gesundheit stetig zu verbessern. Es geht nicht darum, nur Tomaten oder gekeimtes Getreide zu essen, sondern darum, die Prinzipien der Ausgewogenheit zu verstehen und dabei jeglichen Fanatismus und jegliche Starrsinnigkeit zu vermeiden.
Die Meinungen über die Nahrungsmenge (wieviel Fett, wieviel Zucker pro Tag sind erforderlich?) gehen auseinander, doch sind diese Querelen eh müßig, da rein faktisch kein Mensch dem anderen gleicht und sich der Nährstoffbedarf täglich ändert.
Jeder Mensch muß seine Ernährungsweise an seine persönlichen Bedürfnisse anpassen und dabei verschiedene Faktoren, vor allem seine Lebensweise und seine Entgiftungsfähigkeiten,

berücksichtigen. Was das Essen angeht, sind wir keineswegs alle gleich. Manche haben einen „Magen wie ein Pferd", während andere aufgrund ihrer zarten Konstitution und ihrer schwachen Verdauung beim Essen sehr vorsichtig sein müssen.

Viele Menschen machen ihre Ernährung zu einem Problem und übersehen dabei, daß Essen auch etwas mit Genießen zu tun hat, daß man dabei viel Neues ausprobieren und alten Eßgewohnheiten abschwören kann. Gesundheit ist gleichbedeutend mit Beweglichkeit und hat nichts mit einem Festhalten an stereotypen Verhaltensweisen zu tun. Statt sich an starre Ernährungsregeln zu halten, sollte man eine ausgewogene und abwechslungsreiche Kost zu sich nehmen.

Die folgenden Empfehlungen gelten für alle Menschen: Maßhalten lernen; qualitativ hochwertige Nahrung bevorzugen; in Ruhe und Muße essen; die Nahrung gründlich kauen und jeden Bissen einspeicheln; Streß während der Verdauung vermeiden. Wenn man z. B. in Gesellschaft oder „um sich eine kleine Freude zu machen", denaturierte Nahrung zu sich nimmt, ist es unnütz und fatal, sich dafür Schuldgefühle einzureden. Denn um solche kleinen Ernährungsfehler wiedergutzumachen, reicht es, wenn man hinterher eine Obstmahlzeit oder einen Fastentag einlegt. Viele Menschen werden durch die Gewissensbisse beim Essen von Schokolade kränker als durch die Schokolade an sich. Andererseits können auch die gesündesten Lebensmittel wie Gift wirken, wenn sie lustlos und unter Streß gegessen werden.

Es ist wichtig zu wissen, daß ein minderwertiges Nahrungsmittel nur dann schädliche Auswirkungen hat, wenn es tagtäglich auf den Tisch kommt. Wird es nur hin und wieder gegessen, dann stimuliert es die körpereigenen Abwehrkräfte und wird problemlos über die Ausscheidungsorgane ausgeleitet. Alles ist eine Frage der Anpassungsfähigkeit. Wer sich vorwiegend von natürlichen Lebensmitteln ernährt, dem bereitet das normale gesellschaftliche Leben keinerlei Schwierigkeiten, sofern er nach einem opulenten Mahl bei Freunden oder im Restaurant einen Entlastungstag einlegt.

Insofern, als es heutzutage nicht immer leicht ist, sich hochwertige Nahrung zu beschaffen, ist es nicht nur vorteilhaft, sondern auch zwingend notwendig, sich mit Entgiftungsmaßnahmen vertraut zu machen, die Ernährungsfehler korrigieren können. Dazu gehört insbesondere das Fasten, das Kuren mit Obst- und Gemüsesäften, die Traubenkur, die Rohkost, die regelmäßige Darmreinigung durch Einläufe, die körperliche Betätigung und das Saunen.

Im Laufe der Zeit lernen wir, die Lebens- und Nahrungsmittel danach zu unterscheiden, ob sie dem Körper Energie zuführen oder ihm wieder entziehen. Wir müssen uns freilich immer daran erinnern, daß bestimmte Nahrungsmittel nur leere Kalorien liefern. Darunter fallen Fleisch, Kaffee und alle Produkte, die Fabrikzucker enthalten. Sie putschen den Organismus auf, versorgen ihn aber nur mit einer Scheinenergie. Einige Stunden nach dem Verzehr überkommt uns eine große Müdigkeit, denn die stimulierende Wirkung dieser Nahrungsmittel stellte im Grunde nur eine Belastung des Organismus dar. Alle Fachleute sind übereinstimmend zu der Feststellung gekommen, daß der westliche Mensch zuviel tierische Fette verzehrt, zuviel raucht, zuviel Alkohol trinkt und zuviel industriell bearbeitete Nahrungsmittel zu sich nimmt.

Da sich die Ernährungsexperten nicht auf eine für alle Menschen anwendbare Standardkost einigen können, muß jeder auf seinen eigenen Körper hören und sich von ihm leiten lassen. Nicht deshalb zu essen, weil gerade Essenszeit ist, sondern weil wir wirklich hungrig sind, ist bereits ein wichtiger Schritt zu gesunder Ernährung. Wenn wir bei jeder Mahlzeit ein Gespür dafür entwickeln, was für den Körper gut ist, werden wir nach und nach lernen, auf den inneren Arzt zu hören, und eine Ernährungsweise annehmen, die genau auf unsere Bedürfnisse abgestimmt ist. Nutzen wir also die Weisheit, die unseren Körperzellen innewohnt und die nicht mit Hinweisen spart, wie man jugendlich frisch und topfit bleibt.

Wie sieht eine vitalstoffreiche Ernährung aus?

Wir bezeichnen eine Ernährung als „vitalstoffreich", wenn die Qualität der zugeführten Nahrung höher bewertet wird als die Quantität. Zu einer solchen Kost zählen Lebensmittel aus den beiden ersten Gruppen der von Dr. E. Bordeaux-Szekely nach ihrem biologischen Wert aufgestellten Ordnung:

1. biogene Kost: die Leben erzeugt;
2. bioaktive Kost: die Leben erhält;
3. biostatische Kost: die Leben schwächt;
4. biozidale Kost: die Leben tötet.

Eine „lebendige" Nahrung besteht aus frischen, rohen Lebensmitteln, die unverändert gegessen werden und die der Körper leicht verdaut und umsetzt. Der Mensch kennt sie seit Jahrtausenden, und sobald er erkrankt, wird der Nahrungsinstinkt nach dieser naturbelassenen Kost verlangen.

Unter Berücksichtigung einer ausgewogenen Nahrungszusammenstellung setzt sich eine solche Vitalkost im einzelnen aus gekeimtem Getreide und Sprossen, aus Obst und rohem Gemüse, Wildgemüse, Getreide, Samen, Algen, Ölpflanzen und Trockenfrüchten zusammen. Auch die sogenannten fermentativ veränderten Lebensmittel, die durch Milchsäuregärung gewonnen werden, zählen dazu.

Wir sollten nach Möglichkeit nur Produkte von biologischem Wert kaufen, auch wenn sie teurer sind. Der Kostenaufwand ist aufs Ganze gesehen in Wirklichkeit geringer, als wenn wir Tag für Tag Fabriknahrungsmittel und Fleisch auf den Tisch bringen.

Auf der Grundlage dieser naturbelassenen Lebensmittel lassen sich sehr wohl vollwertige Mahlzeiten zubereiten, die eine ausreichende Eiweißversorgung garantieren. Außerdem enthält diese Nahrung die nötigen Fette, Kohlenhydrate, Vitamine, Enzyme und Mineralstoffe zur Gesunderhaltung des Körpers. Sie steigert das Wohlbefinden, garantiert ein gesünderes, glücklicheres und produktiveres Leben; wir fühlen uns dann körperlich leicht, beschwingt und geistig klar. Lebendige Nah-

rung kann auch den stark geschwächten Organismus wieder regenerieren und ihm zu überraschend guter Gesundheit verhelfen, selbst im Falle von schweren Krankheiten.
Ein Mensch, der sich vorwiegend von Fabriknahrungsmitteln, Genußmitteln und anderen schädlichen Substanzen ernährt, durchläuft bei der Umstellung auf die vitalstoffreiche Ernährung eine Übergangsphase, die als Umstimmung bezeichnet wird.
Seine ersten Mahlzeiten, zubereitet aus natürlichen Lebensmitteln, haben eine entgiftende Wirkung, die zwar erwünscht, aber zuweilen von mehr oder weniger unangenehmen körperlichen Symptomen begleitet ist. Sie stellen jedoch keinen Grund zur Besorgnis dar.
Der „Energieschub", ein typisches Zeichen der alten Ernährungsweise, fehlt beim Verzehr von lebendiger Nahrung, denn anstatt den Körper zu stimulieren, ernährt sie ihn ohne die unerwünschten Wirkungen künstlicher Stimulationen, die dem Organismus Kräfte entziehen. Es geht in diesem Zusammenhang jedoch nicht darum, allen Menschen eine Ernährung aufzuzwingen, die ausschließlich aus lebendiger Nahrung besteht. Wir sollten nicht zu fanatischen Anhängern einer bestimmten Ernährungsweise werden. Es ist gut, wenn man die Vorzüge einer lebendigen Nahrung kennt und einfach darauf achtet, daß die eigene Vitalität erhalten bleibt. Diese Vitalität ist nur dann gegeben, wenn die dem Organismus zugeführte Nahrung und die Ausscheidung von wertlosen oder schädigenden Stoffwechselprodukten einander die Waage halten. Genaue Mengenangaben sind dabei nicht zu beachten. Jeder muß sein Maß selbst finden.

Eine vitalstoffreiche Ernährung bietet viele Vorzüge:

- einen gesunden, geschmeidigen und vitalen Körper;
- ein intaktes Immunsystem, das alle schädliche Einflüsse von außen und die Angst vor Krankheiten abwehren kann;
- ein hohes Maß an Energie und körperlichem Wohlbefinden;
- beträchtlich gesteigerte geistige Fähigkeiten;
- ein erweitertes Bewußtsein, das wachsende Spiritualität und die Entwicklung außersinnlicher Fähigkeiten einschließt.

Da die vitalstoffreiche Kost eine gründliche Reinigung des Blutes und der Zellen bewirkt, stellt sie ein unschätzbares Geheimnis der Jugend und des langen Lebens dar, das insbesondere für Menschen im ausklingenden zwanzigsten Jahrhundert von großer Bedeutung sein dürfte: Denn bereits jetzt ist im übermäßigen Verzehr von denaturierten Nahrungsmitteln eine der Hauptursachen für viele Alterserscheinungen und Zivilisationskrankheiten zu sehen.

*

Betrifft: Unsterblichkeit.
Als ich „Das »Paradies 2« Projekt" schrieb, entdeckte ich Peter Kelders Die Fünf »Tibeter«. In seinem Buch werden fünf uralte tibetanische „Riten" beschrieben, die offenbar der Schlüssel zu dauerhafter Jugend, Gesundheit und Vitalität sind. Ich kann Ihnen derzeit noch keine detaillierten Resultate berichten, da ich sie nicht lange genug ausprobiert habe. Es gibt jedoch eine Vielzahl außergewöhnlicher Fallstudien, die sie als Jungbrunnen belegen.

Sondra Ray in „Das »Paradies 2« Projekt"

22
Körperkontakt mit dem Kosmos
Eine Fortsetzung der Fünf »Tibeter«

von *Volker R. Karrer*

Das Üben der Fünf »Tibeter« weckt schlafende Energien und öffnet Tore zu ungeahnten Horizonten. Und dahinter wiederum liegen weitere Horizonte. Nehmen wir zum Beispiel die Bachblüten. Wer damit eine Weile gearbeitet, feinere Seelenschichten erreicht und eine Ahnung von innerer Harmonie bekommen hat, wendet sich vielleicht den Kalifornischen Blütenessenzen zu. Statt eines abgeschlossenen Systems mit 38 Blütenmitteln haben wir jetzt eines mit über 100 vor uns, ein System das „offenen Werdens". Und auch da geht es noch weiter. Dirk Albrodt etwa nennt in seinem Handbuch* neun weitere Systeme.

Mit den »Tibetern« geht es ähnlich. Werden die Energiebahnen erst wieder frei, kommt mit den Aha-Erlebnissen auch der Appetit, das eigene Potential weiter zu erforschen. Die heimlichen Objekte unserer (Wissens-) Begierde heißen Gesundheit, Vitalität, jugendliche Kraft, Ausstrahlung, all das, was „dahinter" ist, vielleicht auch die Unsterblichkeit. Und wenn wir davon *wissen*, wollen wir es auch *erfahren* – davon kosten zumindest, um dann zu sehen, was es für uns bedeuten kann. Was für viele ein vertrauter Horizont ist, wird für viele andere oft ein neuer sein. Die erhabene Yoga-Sequenz „Gruß an die Sonne" *(Suryanamaskar)* reizt als eine mögliche „Fortsetzung" der Fünf »Tibeter«. Tatsächlich wird die weithin bekannte,

traditionelle Übungsfolge häufig in Verbindung mit den »Tibetern« praktiziert. Und oft wird sie über diese entdeckt.
Jetzt findet eine weitere Reihe Übungen ihren Weg in die weite Öffentlichkeit. Es sind die *Zwölf »Diamanten«*; eine Übungssequenz aus dem Diamant-Yoga, die bis jetzt nur persönlich weitergegeben wurde. In dem Buch *Der menschliche Diamant** wird nun eine solche Initiation geschildert. Dabei werden die »Diamanten« so beschrieben (und im Bild gezeigt), daß sie auch ohne Einzelunterweisung selbst ausprobiert und *gespürt* werden können.
Auf dieses Spüren kommt es nämlich an. Immer ist Energie im Spiel. Sie kann körperlich erfahren werden, in den feinsten Nuancen. In diesem „Körperkontakt mit dem Kosmos" können sich alte Blockierungen lösen – mehr Energie, Gesundheit und Lebensfreude wird spürbar. Die *Zwölf »Diamanten«* wurden von Michael Barnett entdeckt und weiter entwickelt – sie sind Teil seiner einzigartigen Form der Energiearbeit, die jetzt allgemein zugänglich wird.
Wie der Gruß an die Sonne sind auch die »Diamanten« eine mögliche Fortsetzung der »Tibeter« für Kenner – oder aber deren vornehmste Ergänzung.

5. Diamant**
Den Horizont erweitern,
neue Dimensionen ergründen

Hände leicht und sanft zu Fäusten ballen, vor der Kehle oder dem Gesicht zusammenführen; Daumen berühren sich und zeigen nach oben. Mit dem Einatmen Fäuste und Ellbogen nach oben über den Kopf führen; Ausatmen und dabei mit den Fäusten einen seitlichen Halbkreis nach unten beschreiben, bis diese am Bauch wieder zusammenkommen; dann zurück in die Ausgangsstellung; 3 bis 5 mal: Einatmen – Fäuste nach oben; Ausatmen – Fäuste seitlich nach unten und zurück in die Ausgangsstellung; die Übung in der Ausgangsstellung beenden (Fäuste vor Gesicht), abschließend Arme und Hände langsam nach unten sinken lassen, nachspüren…

---

* Siehe Literaturempfehlungen am Ende des Buches

** Kurzanleitung mit Abb. aus dem Übungs-Anhang – in: *Der menschliche Diamant*. Der erzählte Text im Hauptteil des Buches enthält eine weit ausführlichere Beschreibung aller zwölf Übungen des Diamant-Yoga.

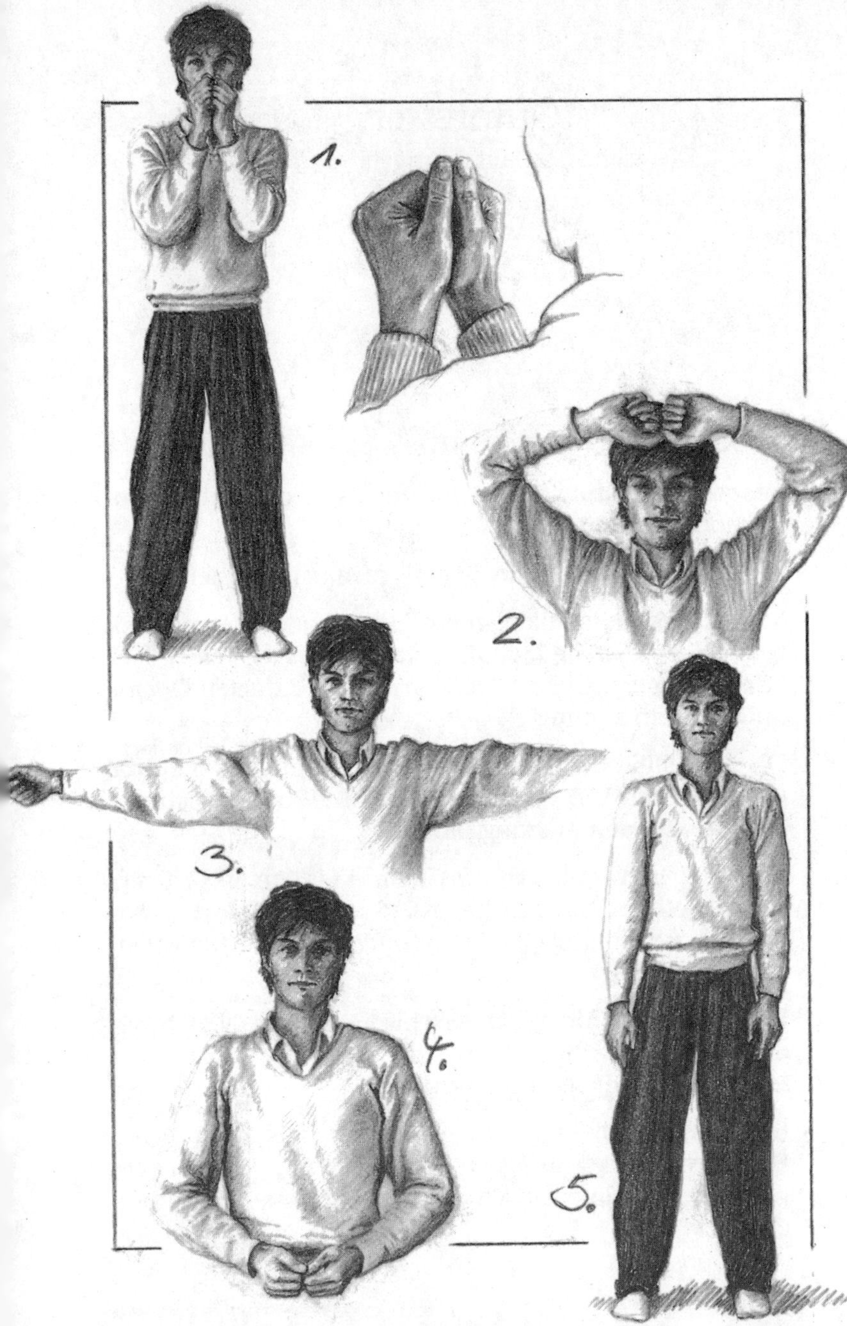
1.
2.
3.
4.
5.

Quintessenz

Die wichtigsten Erfahrungen im Überblick

von *Wolfgang Gillessen*

1. *Warum die Fünf »Tibeter« wirken, wie sie wirken*

- Das gesamte endokrine System - und damit die Hormonproduktion - wird stimuliert.
- Chakra- und Meridianenergien werden harmonisiert.
- Mit Hilfe von kinesiologischen Testmethoden läßt sich zeigen, daß es über die Meridianbalance hinaus zu einer Stärkung der den einzelnen Meridianen zugeordneten Organe und Muskeln kommt.
- Die Flexibilität der Hals-Nacken-Partie wird verbessert (die weitverbreitete Verfestigung dieses Bereiches ist ein wichtiger Indikator für den Alterungsprozeß).
- Die Fließgeschwindigkeit der Gehirn-Rückenmarks-Flüssigkeit wird erhöht. Das hat eine bessere Versorgung des Gehirns mit Nährstoffen und eine Aktivierung der Schädelknochenatmung zur Folge.
- Die Übungen können bei verschiedenen Alltagsbeschwerden Linderung bringen, bis hin zu einer vielfach beobachteten Auflösung dieser Beschwerden.
- Im Gesundheitsbereich Tätige berichten von beschleunigten Heilungsprozessen in vielen Bereichen, z.B. bei Allergien, hormonelllen Imbalancen, Schlafstörungen, Lernschwächen u.a.

2. Wie die Übungspraxis bereichert werden kann

Hinweise zur Atemweise bei den Übungen

- Bei allen Übungen sollte auf die Gleichzeitigkeit von Bewegungsbeginn und Atmung geachtet werden (niemals den Atem anhalten).
- Es empfiehlt sich, die Hinweise für den Atemrhythmus bei den einzelnen Übungen sorgfältig zu beachten.
- Generell gilt: Die Übungen sollten mit großer Leichtigkeit, ohne Anstrengung, durchgeführt werden; dabei den Atem ganz zwanglos ein- und ausströmen lassen.

Ergänzendes/Erleichterung für die Übungspraxis

Erster »Tibeter« (Drehen):
Zum Abschluß: Noch während des Drehens die Hände vor dem Körper zusammenbringen und auf die Daumen schauen. Das verringert die Schwindelanfälligkeit. Indem wir gleichzeitig die Aufmerksamkeit auf die Atmung und die Körpermitte lenken, können wir uns wieder in die Balance zurückbringen. Es gibt noch eine andere Variante: Die Drehübung kann auch als letzte der »Tibeter«-Übungen durchgeführt werden. Vorteil: Erhöhte emotionale Stabilität bei Menschen, die unter Reizüberflutung oder Stimmungsschwankungen leiden - auch bei hyperaktiven Jugendlichen. Diese Variante hilft auch bei „Übungsmüdigkeit" nach längerer Übungszeit.

Zweiter »Tibeter« (Liegen):
Der Rücken muß während der Übung vollständig auf dem Boden bleiben. Eventuell die Hände unter das Gesäß legen. Beim Heben und Senken die Knie besser angewinkelt lassen, nur wenn die Beine nach oben weisen, sind die Knie gestreckt.

Dritter »Tibeter« (Knien):
Zehen aufstellen. Immer erst den Nacken dehnen und das Kinn in Richtung Brust bringen. Von hier aus unter Führung

des Kinns den Kopf behutsam zurücknehmen. Gesäßmuskeln anspannen. Ein Hohlkreuz vermeiden!

Vierter»Tibeter« (Aufrecht sitzen, Körper zu einer „Brücke" anheben):
Die Finger sind leicht geöffnet. Immer erst den Nacken dehnen und dabei das Kinn in Richtung Brust bringen. Von hier aus unter Führung des Kinns den Kopf behutsam zurücknehmen.

Fünfter»Tibeter« (Liegen, aufstützen. Das Becken hochheben):
Eine rutschfeste Unterlage ist hier besonders wichtig. Möglichst barfuß die Übungen ausführen. Gesäßmuskeln anspannen.
Für die Übungen 3,4 und 5 wird jeweils eine spezifische Ausgleichsübung empfohlen (für die 3. Übung z.B. die Embryohaltung).

Sechster»Tibeter«:
Gelebte Sexualität und die sechste Übung schließen sich nicht unmittelbar aus. Allerdings sollte darauf geachtet werden, für einige Stunden nach dem Üben nicht sexuell aktiv zu sein.

Siebter»Tibeter«:
Es gibt noch eine weitere (siebte) Übung, die von Penny McLean in ihren Seminaren weitergegeben wird.

3. Was getan werden kann, wenn, wie vereinzelt berichtet, unerwünschte Wirkungen auftreten

- Bei Gefühlen von Traurigkeit, Unlust, aggressiver Stimmung u.ä. kann dies ein Hinweis darauf sein, daß wir Gefühle festhalten oder nicht wahrnehmen wollen. Verschiedene Beiträge geben Hinweise wie wir mit diesen, meist längst vergessenen, Gefühlen wieder in Kontakt kommen können, um sie dann loszulassen (s. z.B. die Hinweise im 6. Kapitel).
- In einigen Fällen kann es notwendig sein, vorher des Meridiansystem auszubalancieren, z.B. durch das Tragen von Farbfolien.

- Manchmal ist es auch angezeigt, eine Entgiftung bzw. Entsäuerung des Körpers vorzunehmen, z.B. durch eine Ernährungsumstellung, Fasten, naturheilkundliche Mittel u.a.
- Um sich optimal auf die Übungen hin auszubalancieren, sollte auch an eine grundlegende Korrektur der Körperhaltung, z.B. durch Soma-Körperarbeit u.ä. gedacht werden. Das ist insbesondere wichtig in Fällen von größeren Haltungsschäden, z.B. bei einem starken Hohlkreuz.
- Generell gilt: Wenn unerwünschte Wirkungen auftreten, ist es immer ratsam, nochmals die Empfehlungen für die Durchführung der einzelnen Übungen sorgfältig nachzulesen. Auch sollten die Hinweise („Hausmitteilung") vorn im Buch dann ganz besonders beachtet werden.

4. Darüber hinaus

- Energieübungen wie die Fünf »Tibeter« öffnen Tore zu ungeahnten Horizonten. Und dahinter - liegen noch weitere Horizonte...
- Insbesondere ist eine verstärkte Wahrnehmung für die Bedeutung der Ernährung und deren Wirkung auf die energetischen Prozesse im Körper zu beobachten.
- Die Fünf »Tibeter« unterstützen und fördern sprituelles Wachstum sehr wirkungsvoll.
- Die Fünf »Tibeter« sind eine sehr gute Ergänzung zu verschiedenen Therapieformen und Methoden der Persönlichkeitsentfaltung.

*

„Der geistige Körper beherrscht den physischen. Wenn wir diese Riten mit ganzer Konzentration ausführen, sagen wir dem physischen Körper klar, was wir wollen: vibrierende, alterslose Lebenskraft."

Chris Griscom

AUSBLICK

Toast auf einen „Jubilar" von *Dietlind Schulte*

Zur Einstimmung ertönt Musik.*
Nun lehne dich entspannt zurück
und hör die Stimme, die da spricht!
Oh, Freund(in) – spricht sie – verzage nicht!
Auch, wenn du heut nicht ganz beglückt,
weil dich ein weiteres Jährchen drückt,
auch, wenn die Haare grau und licht
und manches nun hat mehr Gewicht,
was früher leicht und locker war —
so sage ich dir klipp und klar:
Es geht nicht an, zu resigniern
und - oder - Knoblauch zu probiern!
Schau vorwärts nur mit frohem Sinn,
denn wenn du willst, ist alles „drin"!
Ich weiß den Weg zum Lebensquell
und zeige ihn dir auf der Stell'.
Ich komme vom Himalaya
und bin mit froher Botschaft da!
Ich bringe alter Völker Rat,
leicht umzusetzen in die Tat.
Was sie, die „Alten", längst erkannt,
ist, wie man Älterwerden bannt,
wie man erneuert Lebenskraft,
den Weg zurück zur Jugend schafft.
Was hier noch fehlt dem Wissensstand,
ist dort seit alter Zeit bekannt:
Im Körper gibt es Zentren, die
verantwortlich für Energie.
Man nennt sie „Chakras"– was da heißt
auf deutsch schlicht „Wirbel" (daß du's weißt).
Solang du jung, ist alles gut:
Sie wirbeln Schwung dir in das Blut.
Wirst älter du, verringert sich
das Wirbeln noch sehr wesentlich.
Die Folgen sind uns wohlbekannt.
Doch hast du's selber in der Hand,
dagegen gleich etwas zu tun –
und das ist meine Botschaft nun:
Du aktivierst die Wirbelei
und setzt so frische Kräfte frei!
Fünf Übungen, ganz kurz und leicht-
und du hast dieses schon erreicht!

---

* Musik von BLUE STAR – Tonprogramm Die Fünf »Tibeter«

Nur zehn Minuten jeden Tag,
und komme, was da kommen mag –
du bist gerüstet 100 Jahr'
und manchmal drüber 'naus sogar!

Die erste Übung siehst du nun.
Was du allein dabei mußt tun,
ist, daß du immer dich schön drehst,
derweil du auf der Stelle stehst.
Beginne langsam, Schritt für Schritt,
nimm auch den Kopf vorsichtig mit.
Hast du genug, dann bleibst du stehn
und kannst ein wenig in dich gehn.
Vergiß das Atmen nicht dabei,
dann fühlst du dich schon bald sehr frei.

Die zweite Übung, leichter dann,
verstärkt, was Nr. 1 begann.
Du legst dich ganz entspannt nun hin,
hebst deinen Kopf, ziehst an das Kinn,
und mit fest durchgedrückten Knien
mußt du die Beine hoch nun ziehn.
Das wiederholst du mehrmals dann,
bis es ganz leicht geht – irgendwann!
Nun sind die „Wirbel" angeregt,
und damit ist der Grund gelegt:
Du spürst schon bald, wie's in dir schafft
und wie du sprühst vor Lebenskraft.
Nun machst du Pläne wie noch nie,
packst alles an, auch Dinge, die
seit Jahren in der Ecke stehn –
jetzt kann es endlich weitergehn!

Die dritte Übung, konzentriert,
wird gleich nach Nr. 2 probiert.
Du kniest dich dabei einfach hin,
bewegst den Nacken und das Kinn
im Wechsel ruhig hin und her –
das ist doch wirklich gar nicht schwer.
Dies ist die Übung für den Geist –
es dürfte klar sein, was das heißt:
Von nun an sind ganz wunderbar
deine Gedanken, und sehr klar
siehst du Zusammenhang und Sinn,
zu höh'ren Zielen zieht's dich hin!

Das wäre eigentlich genug.
doch kommt noch Nr. 4 zum Zug.
Diesmal setzt du dich einfach hin,
ziehst wieder ganz nach vorn das Kinn,
bewegst den Kopf nach hinten dann
und hebst den Körper langsam an.
Die Arme und die Unterbein'
soll'n dabei feste Stützen sein.
Nun spannst du kurz die Muskeln an –
entspannst dich – und fängst wieder an!
Wie neugeboren fühlst du dich,
wenn du die „4" machst ordentlich.
Zuerst merkst du's am Flötenspiel,
daß nun erreichbar jedes Ziel.
Vor allem aber, wenn du dann
die fünfte Übung schließt gleich an.
Denn diese letzte rundet ab,
das, was erreicht du hast vorab.

Der Anfang ist in unserm Land
als „Liegestütz" sehr wohlbekannt.
Den also machst du, aber so,
daß zwischendurch du hebst den Po.
So geht es immer auf und ab
und bringt dich ganz enorm auf Trab.

Nun hörst du auf – entspannst dich schön,
kannst wieder etwas in dich gehn –
dann stehst du auf, ganz neu beschwingt,
und was du anpackst, das gelingt!

Du lächelst, und du zweifelst gar?
Ich schwöre: Es ist alles wahr!
Ich selber hab' es ausprobiert
und dann die Wirkung schnell verspürt.
Ich muß schon sehr behutsam sein,
damit ich nicht zu jung erschein!

So also wird's auch dir ergehn,
und in zehn Jahren wird man sehn,
daß du, im Opa-Alter schon,
viel jünger ausschaust als dein Sohn!
Was sonst vielleicht noch wissenswert,
wird in dem Buch hier dir erklärt.*

---

* Peter Kelder: *Die Fünf »Tibeter«*

Verzeichnis der Autoren und Autorinnen Literaturempfehlungen*

Manfred Miethe
c/o Integral. Volkar-Magnum. Verlagsgesellschaft mbH
Postfach 5
82405 Wessobrunn
Abenteurer mit Innen- und Außenwelten, lebt als freier Schriftsteller und Übersetzer.
Literaturempfehlungen:
Miethe, Manfred: Das Wasser des wahren Gesichts. Magische Geschichten. Integral. Volkar-Magnum, Wessobrunn 1992
Kingma, Daphne Rose: Allein schafft ein Mann das nie. Frauen bringen Männer an ihre Gefühle. Integral. Volkar-Magnum, Wessobrunn 1995.

Dr. Birgit Petrick
Valleystraße 48
81371 München
Dr. phil. (Kommunikationswissenschaften, Germanistik, Politologie), Verlagslektorin. Seit 1988 selbständige Yoga-Lehrerin, unterrichtet in eigener Yoga-Schule und an Volkshochschulen. Ausbildung zum Yoga-Lehrer (BDY/EYU) beim Berufsverband Deutscher Yogalehrer (BDY). Vorstandsmitglied des BDY bis August 1991. Weiterbildung im Yoga de l'Energie.
Literaturempfehlungen:
Devi, Indra: Ein neues Leben durch Yoga. Ariston Verlag, 8. Aufl. 1987
Kirschner, M.J.: Die Kunst, sich selbst zu verjüngen. Yoga für tätige Menschen. Agis Verlag, Baden-Baden 1962
Trager, Milton: Meditation und Bewegung. Sphinx Verlag, Basel 1991

Inka Jochum
Gesundheitszentrum Schwabing
Holiday Inn
Leopoldstr. 194
80804 München
Staatlich geprüfte Gymnastin, Atemtherapeutin, seit über zwanzig Jahren Yoga-Unterricht. Dozentin an der Kleine-Nestler-Schule, München. Gründerin und Präsidentin der Dana (Gesellschaft zur Erhaltung tibetischer Kultur und Medizin). Leiterin des Gesundheitszentrums Schwabing.

---

* Die hier aufgeführten Literaturempfehlungen sind zur Vertiefung und Weiterführung der einzelnen Beiträge gedacht. Sie wurden von den jeweiligen Autoren ausgewählt. Sofern eigene Veröffentlichungen vorliegen, wurden diese weitgehend mit einbezogen.

Literaturempfehlungen:
Brück, Regina u. Michael: Ein Universum voller Gnade. Herder, Freiburg 1987
Dalai Lama: Logik der Liebe. Goldmann, München 1989
Glaser, Volkmar: Eutonie. Das Verhaltensmuster des menschlichen Wohlbefindens. Haug Verlag, 2. Aufl., Heidelberg 1981
Govinda, Lama Anagarika: Schöpferische Meditation und multidimensionales Bewußtsein. Aurum Verlag, Freiburg 1988
Schmitt, Johannes L.: Atemheilkunst, H.G. Müller Verlag, 4. Aufl., Bern 1960

Maruschi Magyarosy
Pernerkreppe 22
81925 München

Yogalehrerin und Körpertherapeutin. Leitet das Institut für »innerFitness« in München und gibt Kurse für verschiedene Institutionen und Zielgruppen. Ihr Körperbewußtseinstraining ist insbesondere auf den westlichen zivilisationsmüden Menschen zugeschnitten. Durch bewußte Körperarbeit in Verbindung mit dem Atem entdecken die Teilnehmer/innen in gezielten einfachen Übungen die tiefverborgene Weisheit ihres Körpers wieder.
Literaturempfehlungen:
Magyarosy, M.: Vom Ozean zum Gipfel, Laredo Verlag, München 1990
Magyarosy, M.: Körpermeditation im Alltag, P. Erd Verlag, München 1990
Magyarosy, M.: Der menschliche Diamant (zus. mit M. Barnett), Integral Verlag, Wessobrunn 1991
Magyarosy, M.: Dalai Lama – Botschaft des Friedens, Param, Ahlerstedt 1991
Magyarosy, M.: Das »Surya Namaskar«-Rezept, Laredo Verlag, München 1992
Magyarosy, M.: Ich finde mich. LebensReiseNotizen. Integral. Volkar-Magnum, Wessobrunn 1993

Penny McLean
Neherstr. 7
81675 München

Lebt zurückgezogen in München und widmet sich ihrer größten Begabung: ihren medialen Fähigkeiten. Autorin populärer Romane und Sachbücher. Ebenso wie in ihren Seminaren und Vorträgen versucht sie auch in ihren Büchern, einfache Wege für jeden aufzuzeigen. Damit und mit engagierten Auftritten in verschiedenen deutschen Talkshows ist es ihr gelungen, zur exponierten deutschsprachigen Vertreterin einer lebensbejahenden Esoterik zu werden.
Literaturempfehlungen:
McLean, Penny: Adeline und die vierte Dimension. P. Erd Verlag, 3. Aufl., München 1990
McLean, Penny: Kontakte mit Deinem Schutzgeist. P. Erd Verlag, 6. Aufl., München 1990
McLean, Penny: Zeugnisse von Schutzgeistern. P. Erd Verlag, 4. Aufl., München 1990
McLean, Penny: Einsamkeit ist eine Sehnsucht. P. Erd Verlag, München 1991

René A. Linden
Soma-Institut Europa
Akazienweg 28
65812 Bad Soden
Zusammen mit Frau Monika Linden Leitung des Soma-Instituts Europa, der einzigen anerkannten außeramerikanischen Ausbildungsstätte für Soma – Neuromuskuläre Integration. Seit der Ausbildung 1981 in freier Praxis tätig.

Carlos L. Liebetruth
Römerstr. 18
80801 München
Hat ein Institut für Reflexzonenmassage, ist spiritueller Helfer und Gesundheitsdiener. Schwerpunkte in seiner Praxis sind: Atemarbeit, Physiotherapie und Ernährungslehre, traditionelle Thaimassage.
Literaturempfehlungen:
Sivananda Yoga Zentrum: Yoga für alle Lebensstufen. Gräfe und Unzer, München 1985
Wolf, Fred Alan: Körper, Geist und neue Physik. Scherz, München 1988
Yesudian, Selvarajan / Haich, Elisabeth: Sport und Yoga. Drei Eichen Verlag, Ergolding 1986

Brigitte Gillessen
Ettalstr. 42 A
81377 München
Heilpraktikerin und Hebamme. Arbeitet seit vielen Jahren mit Kinesiologie, Massage und energetischen Therapieformen. Sie ist Lehrerin für Touch for Health, Edu-Kinesthetik und HEBS. Sie gibt Kurse in Hara-Massage, die Fünf »Tibeter«, Allergiebalance und hat ein Programm für Risikoschwangere entwikkelt. Qi-Gong-Ausbildung bei Meister Li.
Literaturempfehlungen:
Gillessen, Brigitte: Blockaden sanft lösen. Die Kunst der Hara-Massage. Knaur Verlag, München 1990
Kushi, Michio: Das Do-In Buch. Bruno Martin Verlag, Südergellersen 1980
Purce, Jill: Die Spirale. Kösel Verlag, München 1987
Rochlitz, Steven: Die fehlende Dimension Energiebalance. Mit Kinesiologie gegen Allergien und Candida. Knaur, München 1989
Thie, John: Gesund durch Berühren. Sphinx Verlag, 4. Aufl., Basel 1987

Hans-Joachim Bitterhof
Stumpesweg 21
28325 Bremen
Seit 1969 Seminare für Bewußtseinstraining. 1981 Ausbildung zum Gesundheitsberater (GGB). Seit 1982 Lehrbeauftragter CSA Europa (Centrum für Selbstaktivierung). Seit 1987 Beschäftigung mit der Radiästhesie.
Literaturempfehlungen:
Hay, Louise L.: Heile Deinen Körper. Verlag Alf Lüchow, Freiburg 1988
Schmidt, Paul: Symphonie der Lebenskräfte, Raynex-Eigenverlag, Lennestadt, 1986

Kopschina, Andreas: Die Erdstrahlen als Ursache von Krankheiten, AIG Verlag, Taunus 1987
Oberbach, Josef: Das Feuer des Lebens, DBF Verlag, Grünwald 1988

Christine Brellocks
Emil-v.-Behring-Str. 37
85375 Neufahrn
Heilpraktikerin und Kinesiologin. Sie ist ausgebildete Farbfolientherapeutin (Verena-Farbfoliensystem, Frankfurt) und setzt Farbfolien im Rahmen ihrer Behandlungen sehr erfolgreich ein.
Literaturempfehlungen:
Benedikt, Heinrich E.: Die Kabbala. Farbe, Form und Zahl als Tore zu Seele und Geist. Bauer Verlag, Freiburg 1989
Wright, Michaela S.: Perelandra-Blütenessenzen. Knaur, München 1991

Bodo Baginski
„Song of Nature"
Vale Cove, Ardnatrush
Glengarriff, Co. Cork
Irland
Autor mehrerer Fachbücher und Therapeut. Seit 1970 für ca. 10 Jahre Physiotherapeut mit eigener Praxis, bevorzugt alternative Therapien. Seit 1980 vermehrt spirituelle Hinwendung zu Meditation und geistigen Heilmethoden. Für ein Jahr in der Findhorn-Community. Langjährige Reisen durch Asien. Lebt jetzt in Südwest-Irland.
Literaturempfehlungen:
Diamond, John: Der Körper lügt nicht. VAK, 6. Aufl. Freiburg 1990
Baginski, Bodo / Sharamon, Shalila: Das Chakra-Handbuch. Windpferd Verlag, 14. Aufl., Aitrang 1991
Baginski, Bodo / Sharamon, Shalila: Chakra-Meditation (Ton-Kassette). Windpferd Verlag, 5. Aufl., Aitrang 1991
Baginski, Bodo / Sharamon, Shalila: Reiki – Universelle Lebensenergie. Synthesis Verlag, 9. Aufl., Essen 1991

Dorothea und Gernot Brückner / itv-Verlag
Postfach 1220
83226 Aschau
Dorothea Brückner, Jahrgang 1937, und Gernot Brückner, Jahrgang 1936, Unternehmer (Maschinenbau), haben anläßlich einer ihrer vielen Auslandsaufenthalte „Claude" 1976 in Frankreich kennengelernt. Zahlreiche gemeinsame Gespräche, die in Französisch stattfanden und fast alle unmittelbar aufgezeichnet wurden, sind die Basis der „Gespräche mit dem Unbekannten". Die „Gespräche..." erschienen im itv-Verlag in drei Bänden sowie in einer Kurzfassung als Buch mit Ton-Kassetten. Die Kurzfassung erschien auch als Taschenbuchausgabe bei Rowohlt in der Reihe „Transformation".

Mushin J. Schilling
Winterfeldtstraße 45
10781 Berlin
Übersetzer, Buch- und Rundfunkautor (Essays über Esoterik), Seminarleiter. Organisation von Gruppen der Wild Goose Company mit Michael Barnett in Berlin. Lebt in Berlin.
Literaturempfehlungen:
Schilling, Mushin J.: Fantasie-Reise, Pattloch Verlag, Augsburg 1991
Schilling, Mushin J. (Co-Autor mit Udo Schneider und Michael Barnett): Falltür ins Grenzenlose. Rowohlt Verlag, Reinbek 1989
Schilling, Mushin J.: Das Elixier für alle Fälle. Die Realität des Staunens. Integral. Volkar-Magnum, Wessobrunn 1992

Rolf Herkert
Monbielerstraße 177
CH-7520 Klosters
Arbeitet als Lehrer, Trainingsleiter, Suggestopäde und hat einen Lehrauftrag an der PH Heidelberg im Fachbereich Sport.
Literaturempfehlungen:
Herkert, Rolf: Sanfte Fitness für Körper, Geist und Seele. Econ Verlag, Düsseldorf 1989
Herkert, Rolf: Mind Machines, Chancen und Risiken der elektronischen Gehirnstimulation. Goldmann, München 1990
Herkert, Rolf: Reise ins Licht – Ein ganzheitliches Brettspiel. CBD-Verlag, Frankfurt 1990
Herkert, Rolf: Spurenwechsel. Mit »innerSki« Piste und Alltag neu erleben. Integral Verlag, Wessobrunn 1991
Herkert, Rolf: Die 90-Sekunden-Pause. Erholung, wann immer Sie sie brauchen. Integral Verlag, Wessobrunn 1993

Prof. Dr. Lothar J. Seiwert
Seiwert-Institut
Adolf-Rausch-Straße 7
69124 Heidelberg
Prof. Dr. Seiwert gilt als führender Experte für Zeitmanagement. Er hält regelmäßig Seminare zu diesem Thema ab und leitet das Seiwert-Institut in Heidelberg.
Literaturempfehlungen:
Graichen, Winfrid, U. und Seiwert, Lothar J.: Das ABC der Arbeitsfreude. Gabal, 5. Aufl., Speyer 1990
Seiwert, Lothar: Das 1x1 des Zeitmanagements. Gabal, 13. Aufl., Speyer 1990
Seiwert, Lothar: Mehr Zeit für das Wesentliche. Verlag Moderne Industrie, 11. Aufl., Landsberg 1990
Seiwert, Lothar: Selbstmanagement. Gabal, 3. Aufl., Speyer 1991

Barbara Simonsohn, Dipl.-Pol.
Holbeinstraße 26
22607 Hamburg
4. Grad-Meisterin/Lehrerin der Radiance Technique[R] (The Radiance Technique Association International/ T.R.T.A.I.). Sie gibt regelmäßig 1. und 2.-Grad-Reiki-Kurse. Daneben auch Seminartätigkeit zu Themen wie Chakraharmonisierung, Massage, Ernährung.
Literaturempfehlungen:
Holler, Johannes: Das neue Gehirn. Bruno Martin Verlag, Südergellersen 1990
Ray, Barbara: Der Reiki Faktor. Heyne, München 1990
Ray, Barbara: Expanded Reference Manual of the Radiance[R] Technique. St. Petersburg 1990 (Radiance Associates, POB 86425, St. Petersburg, FL 33738, USA)
Toben, Bob: Raum, Zeit und erweitertes Bewußtsein. Synthesis, Essen 1986
Simonsohn, Barbara: Die Fünf »Tibeter« mit Kindern. Integral. Volkar-Magnum, Wessobrunn 1995

Ursula Schubert / Wolfgang Neutzler
Collinistr. 28
68161 Mannheim
Absolvierten beide nach ausführlichen Studien in Ernährungswissenschaft, geistigen Heilweisen und esoterischen Disziplinen eine Heilpraktikerausbildung. Sie leiten in Mannheim das Zentrum für ganzheitliche Behandlung und Begegnung. Schwerpunkte ihrer Arbeit sind: Fasten und Ernährungsberatung, psychologische Tarotberatung sowie Energie- und Körperarbeit.
Literaturempfehlungen:
Neutzler, Wolfgang / Schubert, Ursula: Fasten und Essen, Gesundheit für Körper, Seele und Geist. P. Erd Verlag, München 1991
Neutzler, Wolfgang / Schubert, Ursula: Heilkräfte des Tarots. P. Erd Verlag, München 1991
Neutzler, Wolfgang / Schubert, Ursula: Bilder deiner Seele (Ton-Kassette). P. Erd Verlag, München 1991
Neutzler, Wolfgang / Schubert, Ursula: Reinigungsmeditation (Ton-Kassette). P. Erd Verlag, München 1991

Maria Fletcher
Wurde 1935 in Schlesien geboren und lebt mit ihrer Familie in der Nähe von München. Sie hat über dreißig Jahre im Buch- und Verlagswesen gearbeitet.
Literaturempfehlungen:
Tanigushi, Masaharu: Leben aus dem Geiste. Bauer, 8. Aufl., Freiburg 1988
Tanigushi, Masaharu: Die geistige Heilkraft in uns. Bauer, Freiburg 1990

Devanando O. Weise
Perlschneiderstr. 39
81241 München
Schöpft aus seinem umfangreichen Erfahrungsschatz als Naturwissenschaftler (war zuletzt Prof. an der Universität Gießen), Ernährungsberater und Vollwertgourmetkoch. Auch die spirituelle Seite der Ernährung kennt er aus jahrelanger Anschauung und Erfahrung.
Literaturempfehlungen:
Diamond, Harvey u. Marilyn: Fit fürs Leben. Goldmann, München 1990
Markus, Harold: Ich fühle mich krank und weiß nicht warum. Ehrenwirth, München 1990
Weise, Devanando O.: Harmonische Ernährung. Smaragdina Verlag, München 1990
Weise, Devanando O.: Melone zum Frühstück. Smaragdina Verlag, München 1991
Weise, Devanando O. und Frederiksen, Jenny: *Die Fünf »Tibeter«*-Feinschmekkerküche. Integral Verlag, Wessobrunn 1993

Docteur Soleil
c/o Editions Soleil
Avenue Petit-Senn 32
CH-1225 Chêne-Bourg
Eine Gruppe von Ärzten und Naturheilkundigen um den Naturarzt Dr. med. Christian T. Schaller hat sich in der Fondation Soleil zusammengeschlossen, um eigene Forschungen im Bereich der ganzheitlichen Medizin in allgemeinverständlicher Form zu veröffentlichen. Schwerpunkte ihrer Publikationen waren bisher: Lebendige Ernährung, das Thema: Entgiftung, Urintherapie u.a. (alle Titel liegen in französischer Sprache vor).
Literaturempfehlungen:
Bordeaux-Szekely, E.: Das Friedensevangelium der Essener. Bruno Martin Verlag, Südergellersen 1984
Bordeaux-Szekely, E.: La Vie Biogenique. Editions Soleil, Genf 1985
Herz, Kurt u. Abele, Johann: Die Eigenharnbehandlung. Haug, 7. Aufl., Heidelberg 1986
Wigmore, Ann: Lebendige Nahrung ist die beste Medizin. Knaur Verlag, München 1990

Volker R. Karrer
c/o Integral. Volkar-Magnum. Verlagsgesellschaft mbH
Postfach 5
82405 Wessobrunn
Medienmensch seit Veröffentlichung der ersten Fotos in der heimatlichen Lokalzeitung in den fünfziger Jahren. Reporter, Fotograf, Filmemacher, Synchronregisseur. Seit 1986 Verleger.

Wolfgang Gillessen
Ettalstr. 42 A
81377 München
Kinesiologe, Sehlehrer, Herausgeber von Gesundheits- und Lebenshilfesachbüchern, zuletzt beim Knaur Verlag (Reihe Praxis Leben Lernen), Integral. Volkar-Magnum und „Medizin und Neues Bewußtsein". Qi-Gong-Ausbildung bei Meister Li. Lebt in München.

Literaturempfehlungen:
Brooks, Charles: Erleben durch die Sinne. Junfermann, Paderborn 1985
Martens, Annalisa: Lösungs- und Atemtherapie von Alice Schaarschuch. Haag + Herchen Verlag, Frankfurt 1985
Schaarschuch, Alice: Der atmende Mensch. Turm-Verlag. 4. Aufl., Bietigheim 1979
Schillings, Astrid, Hinterthür, Petra: Der Fliegende Kranich – Qi Gong, Windpferd Verlag, 2. Aufl., Aitrang 1991

Die Fünf »Tibeter«

1. Stehen. Und drehen.

Zum Schluß: Hände zusammen
(auf Daumen schauen).
Kann auch als letzte
Übung praktiziert werden.

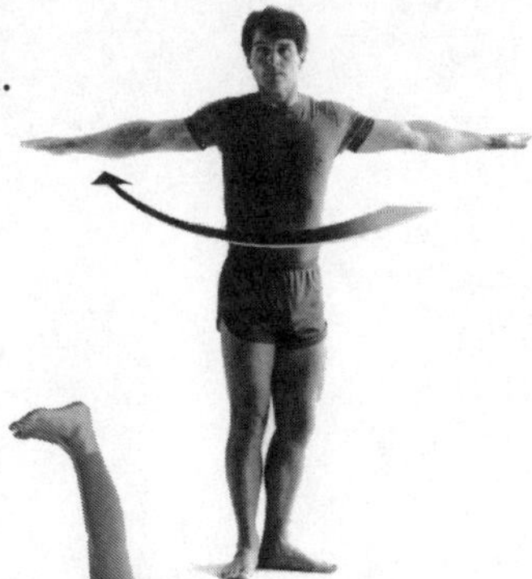

2. Liegen.
Kopf und Beine heben.

Ganzen Rücken am Boden!
Evt. Hände unter Gesäß, Knie
zeitweise
angewinkelt.

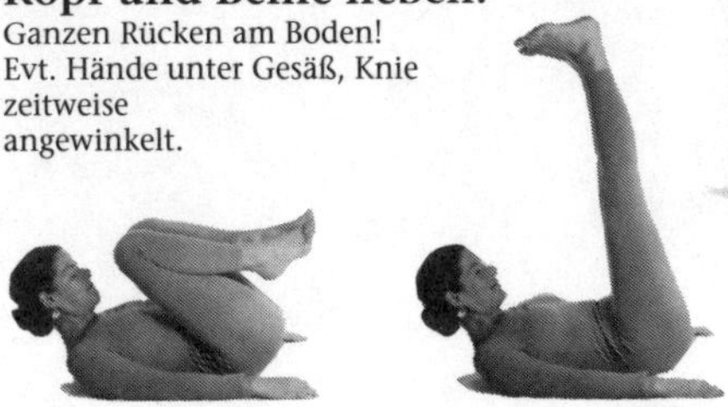

3. Knien.
Behutsam nach hinten beugen.

Zehen aufstellen. Immer erst Nacken strecken
und Kinn zur Brust. Abschluß: evt. "Embryo".

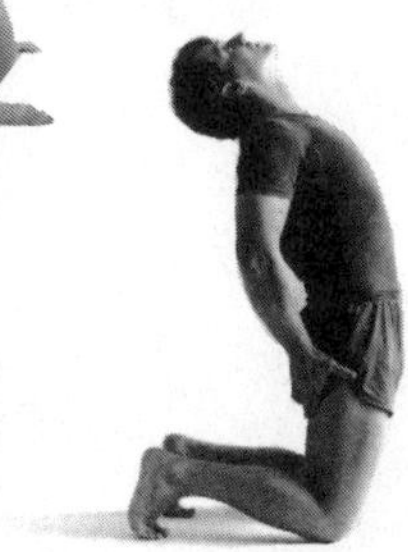

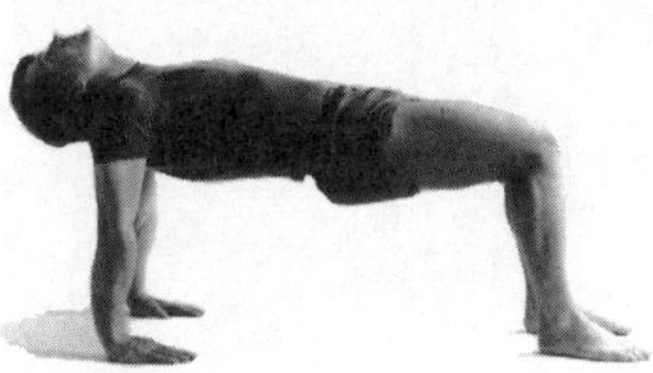

4. Aufrecht sitzen.
Körper zu einer "Brücke" anheben.

Immer erst Nacken strecken
und Kinn zur Brust.

5. Liegen, aufstützen.
Das Becken hochheben.

Gesäßmuskeln anspannen.
(Rutschfester Untergrund!)

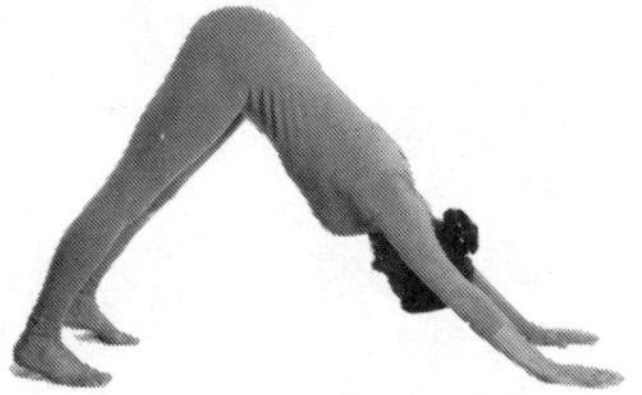

Diese Merkkarte erinnert Sie an das tiefe Atmen und das leichte Üben. Sie will Ihnen den Anfang erleichtern und ersetzt keinesfalls die ausführlichen Anleitungen in Peter Kelders Buch *Die Fünf »Tibeter«*.- Geben Sie sich Spiel-Raum und genügend Zeit, um sich Ihr Energieprogramm solide aufzubauen. Zu Anfang jede Übung nur drei Mal.

Vor den Erfolg haben die Götter die Achtsamkeit gesetzt...

(c) 1990, 1991 Integral Verlag. Alle Rechte vorbehalten. (117-6)

Register

Lassen Sie sich von uns einladen in die Welt von Gesundheit und Lebensfreude. Lassen Sie sich einladen in die Welt der Fünf »Tibeter«.

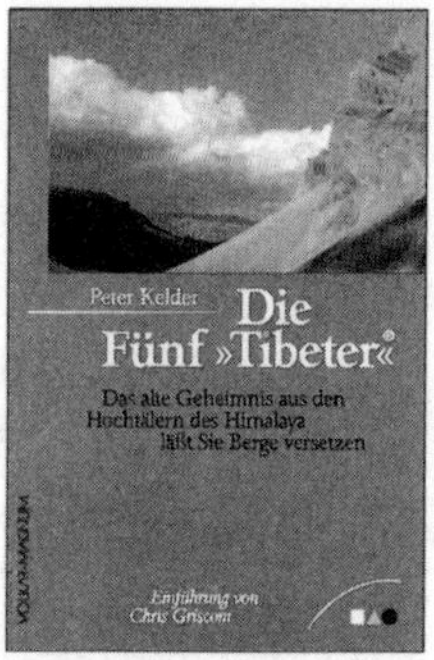

Peter Kelder
Die Fünf »Tibeter«
Das alte Geheimnis aus den Hochtälern des Himalaja läßt Sie Berge versetzen

Das Original! 900 000 Tibeter-Enthusiasten im deutschsprachigen Raum können sich einfach nicht irren.

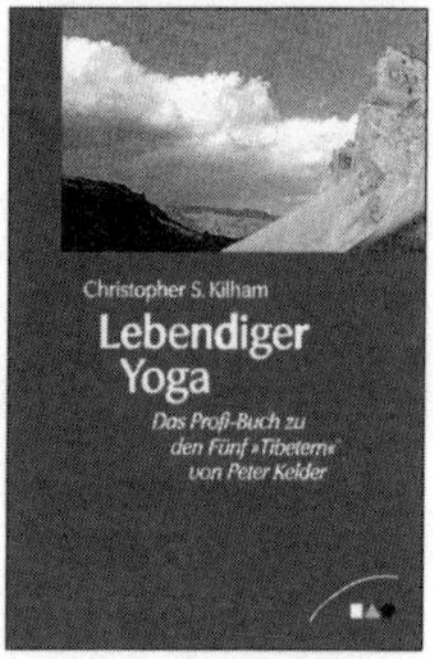

Christopher Kilham
Lebendiger Yoga
Das Profi-Buch zu den Fünf »Tibetern« von Peter Kelder

Die Fünf »Tibeter« für Fortgeschrittene, Profis und Enthusiasten. Yogalehrer Kilham praktiziert die Übungen seit 20 Jahren und läßt den Leser an seinen umfangreichen Erfahrungen teilhaben. Auch der sechste »Tibeter« wird ausführlich dargestellt und in seiner erstaunlichen Wirkung auf die Sexualkraft beschrieben.

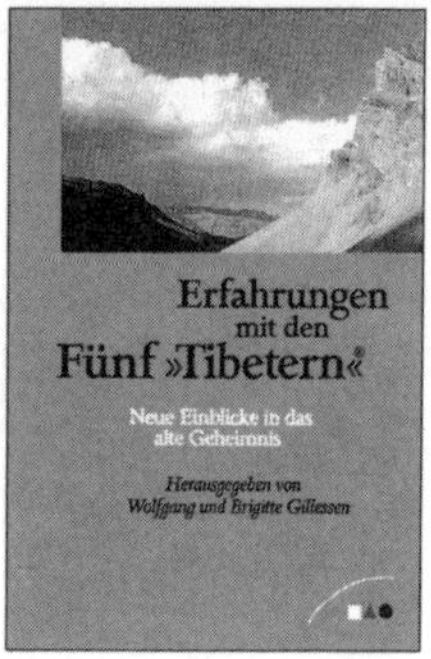

Wolfgang und Brigitte Gillessen (Hrsg.)
Erfahrungen mit den Fünf »Tibetern«
Neue Einblicke in das alte Geheimnis

Der Nachfolgeband zum Original, der sich der Erforschung des »Tibeter«-Phänomens widmet, ist inzwischen längst selbst zum Bestseller geworden. Wer nicht alle Erfahrungen selbst sammeln, sondern sich von kompetenten Yogalehrern und langjährigen »Tibeter«-Übenden informieren und inspirieren lassen möchte, dem empfehlen wir dieses Buch.

Ein »Tibeter« kommt

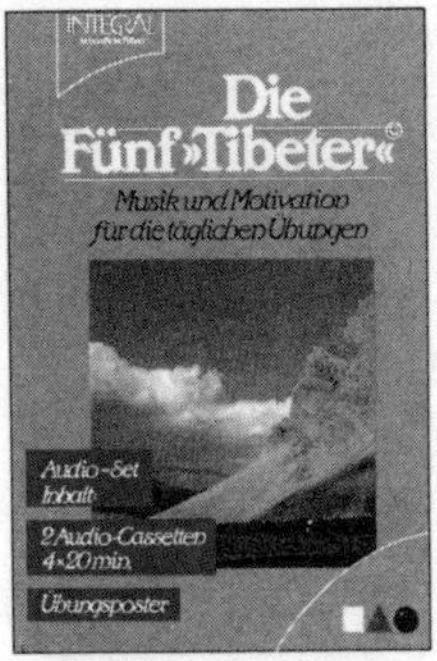

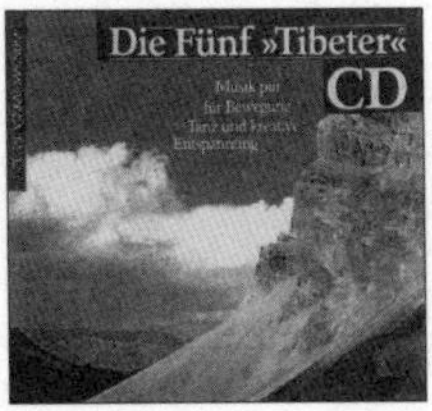

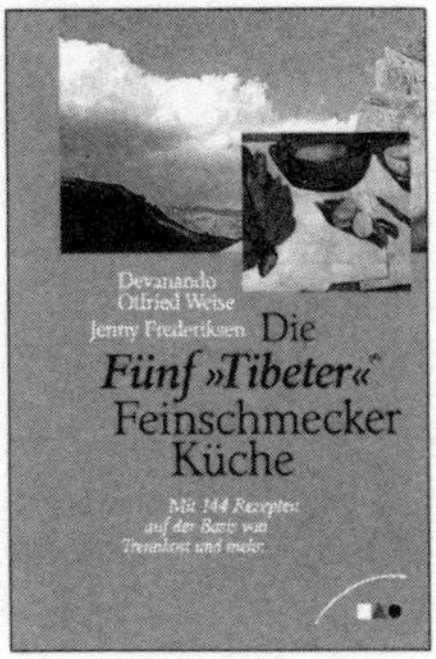

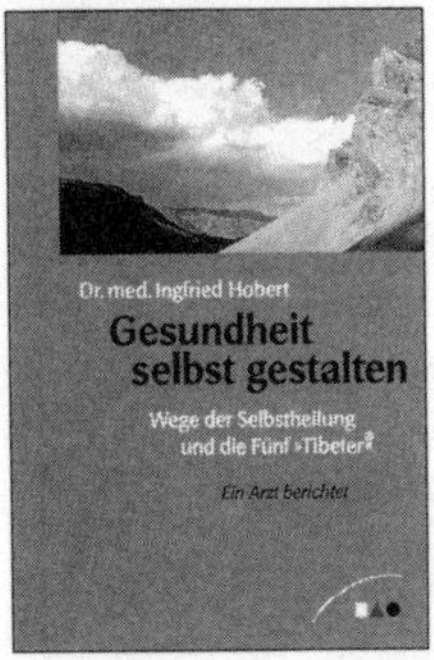

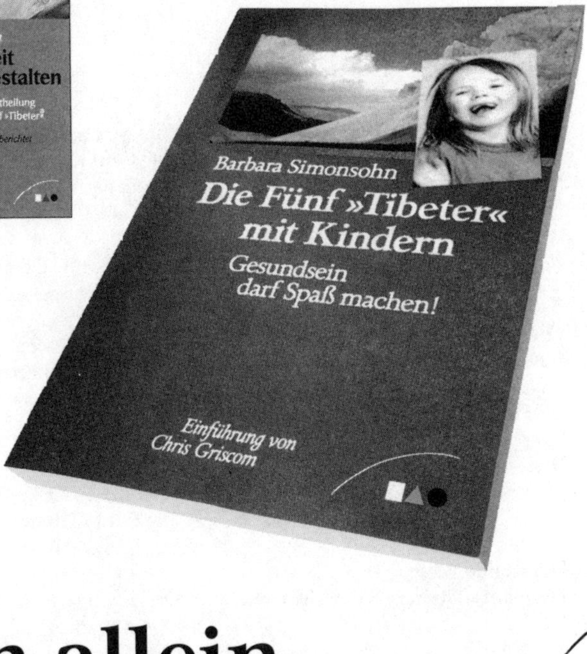

selten allein …

INTEGRAL

Hannes Motal
Die Fünf »Tibeter« CD
Musik pur für Bewegung, Tanz und kreative Entspannung

Die acht Stücke der CD kreieren einen dynamischen Klangraum zum Üben. Aber auch wer sich nur entspannen oder tanzen will, kommt mit dem fließenden Rhythmus dieser Musik auf seine Kosten.

Dr. med. Ingfried Hobert
Gesundheit selbst gestalten
Wege der Selbstheilung und die Fünf »Tibeter«. Ein Arzt berichtet

Dr. Hobert – Schulmediziner und Naturheilkundler – wendet die Fünf »Tibeter« seit Jahren zur unterstützenden Behandlung bei vielen Krankheiten und bei der Rekonvaleszenz seiner Patienten mit großem Erfolg an. Drei weitere Ärzte berichten von ihren Erfahrungen mit dem tibetischen Jungbrunnen.

Barbara Simonsohn
Die Fünf »Tibeter« mit Kindern
Gesundsein darf Spaß machen!

Ein Buch für alle Eltern, Lehrer und Gruppenleiter, die schon früh das Beste in „ihren" Kindern hervorbringen und fördern möchten.

Devanando Weise / Jenny Frederiksen
Die Fünf »Tibeter«-Feinschmecker-Küche
Mit 144 Rezepten auf der Basis von Trennkost und mehr...

Mittlerweile in feinen Restaurants auf der Speisekarte. Nicht ein Buch über tibetische Küche, sondern ein Buch mit schmackhafter Vollwertkost, das auf den Ernährungstips Peter Kelders beruht. Gesundheit geht eben auch durch den Magen.

Maruschi / Magyarosy / Brigitte Streubel / Blue Star
Die Fünf »Tibeter« in Aktion – das Video

Ein wunderschön anzuschauendes und zum Mitmachen inspirierendes Video. Nie war es leichter, sich einen Lehrer ins Haus zu holen und sich einer Übungsgruppe anzuschließen.

Blue Star u. a.
Die Fünf »Tibeter« – Audio-Set
Musik und Motivation für die täglichen Übungen (mit Poster)

Kassetten für all diejenigen, die sich lieber auf ihre Ohren verlassen und beim Üben nicht nur auf einem fliegenden Klangteppich schweben, sondern auch die führende Stimme eines erfahrenen Lehrers hören möchten.

Peter Kelder / Blue Star
Die Fünf »Tibeter« – Medien-Set
Das Energieprogramm (mit Poster)

Die Komplettpackung. Augen und Ohren, Gehirn und Psyche, Muskeln und innere Organe kommen voll auf ihre Kosten.

Gespräche mit dem Unbekannten

Die Transformation der Materie

Eine Buch- und Cassettenausgabe als Neubearbeitung von Dorothea Brückner. Zusammenfassung der 3-bändigen Veröffentlichung.

Die Transformation der Materie, die Transformation unserer Körper, ausgelöst durch die neuen Energien dieses Zeitalters. Die Materie soll zu lebendiger, bewußter Materie werden – der Mensch zu einem wirklich lebendigen „schöpferischen" Menschen. Der Mensch wird eines Tages direkt realisieren, direkt materialisieren können, was der Geist in ihm will.

WIE ÄUSSERN SICH DIESE ENERGIEN?
WAS SIND IHRE GEISTIGEN INHALTE?
WIE KÖNNEN WIR UNS FÜR SIE AUFNAHMEFÄHIG MACHEN?
WAS WOLLEN SIE VON UNS UND WIE KÖNNEN WIR MIT IHNEN HANDELN?

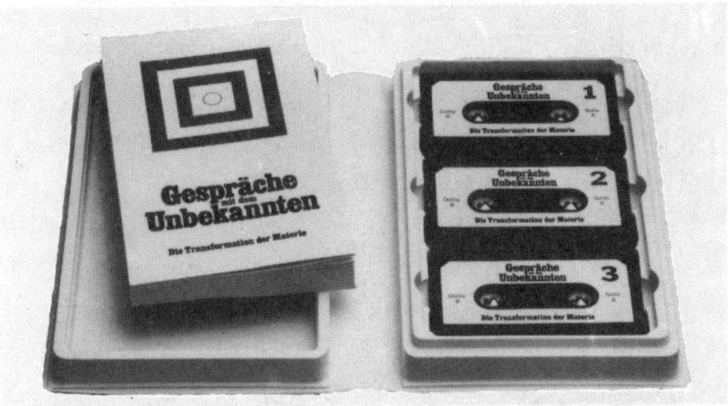

1 Buch, 248 Seiten + 3 Cassetten je 90 Minuten . . . . DM 48,–
Das Buch kann auch ohne Cassetten geliefert werden . DM 18,–
Erhältlich im Buchhandel oder beim Verlag, ISBN 3-88518-035-9
Zum Buch entstehende Fragen werden gern beantwortet.

ITV-Cassetten · Postfach 1220 · D-83226 Aschau · Tel. 0 80 52 / 28 87 · Fax 43 15

☐ Bitte senden Sie mir das **Gesamtverzeichnis** des Verlags zu.

Ich interessiere mich für:

☐ Seminare über **Die Fünf »Tibeter«** und erbitte die Liste der Kursleiter bzw. das »Tibeter«-Ausbildungsprogramm.
(Bitte einen mit DM 2,– frankierten und adressierten Rückumschlag beilegen)

☐ Ich bin grundsätzlich an Veranstaltungen und Lesungen des Verlags interessiert und bitte um Mitteilung.

Name ____________________

Vorname ____________________

Straße ____________________

PLZ, Ort ____________________

Tätigkeit ____________________

Alter ____________________

Integral Verlag
Leser/innen-Service
Postfach 19 08 62

D-80638 München